# AYUNO INTERMITENTE

52 recetas para su dieta, fáciles y rápidas

(5:2 dieta para bajar de peso, tonificar y adelgazar)

**Bart Garay**

I0090056

Publicado Por Daniel Heath

*Ayuno Intermitente: 52 recetas para su dieta, fáciles y rápidas (5:2 dieta para bajar de peso, tonificar y adelgazar)*

ISBN 978-1-989853-44-3

Este documento está orientado a proporcionar información exacta y confiable con respecto al tema y asunto que trata. La publicación se vende con la idea de que el editor no esté obligado a prestar contabilidad, permitida oficialmente, u otros servicios cualificados. Si se necesita asesoramiento, legal o profesional, debería solicitar a una persona con experiencia en la profesión.

Desde una Declaración de Principios aceptada y aprobada tanto por un comité de la American Bar Association (el Colegio de Abogados de Estados Unidos) como por un comité de editores y asociaciones.

# TABLA DE CONTENIDO

Parte 1 ................................................................ 1

Introducción ........................................................ 2

Capítulo 1: Un Vistazo General A La Dieta 5:2 ..................... 4

Capítulo 2: La Lista De Compras ......................... 11

ALIMENTOS PARA COMER ...................................... 11
ALIMENTOS PARA LIMITARSE ................................. 18
ALIMENTOS PARA EVITAR ...................................... 21

Capítulo 3: Comidas Con 500 Calorías ................. 26

FILETES DE SALMÓN CON SALSA PESTO Y MENTA ....................... 26
CURRY DE SALMÓN Y VEGETALES AL ESTILO JAPONÉS .................. 29
ENSALADA DE VEGETALES ASADOS Y QUESO FETA ..................... 30
BURRITOS MEXICANOS ..................................... 32
RISOTTO CON PAVO ....................................... 34
SALMÓN AHUMADO SALTEADO .............................. 35

Capítulo 4: Comidas De 250 Calorías ................... 38

POLLO AL LIMÓN Y ARROZ SALTEADO ....................... 40
PASTICHODE BONIATO .................................... 42
FAJITAS DE CERDO Y PIMIENTA ........................... 43
PEPERONATA DE POLLO ................................... 44
CURRY DE CORDERO ROGAN JOSH .......................... 46

Capítulo 5:Comidas De 100 Calorías Y Bocadillos ............ 48

ENSALADA ASIÁTICA DE POLLO ............................ 48
SETAS STROGANOFF ...................................... 50
HAMBURGUESA DE POLLO Y SALSA DE TOMATE ............... 51
ENSALADA DE CHORIZO Y FRIJOLES ....................... 52
BOCADILLOS DE 100 CALORÍAS ........................... 54

Capítulo 6:Comidas Para Los Días Sin Ayuno ..................... 57

Ensalada Mexicana De Atún Fresco ...................................... 58

Burrito Para El Desayuno ..................................................... 59

Ensalada Asiática Con Pollo Crujiente ............................... 62

Milanesade Pollo Con Ensalada De Rúgula........................ 63

Lacitos Con Pollo Y Pesto .................................................... 68

Capítulo 7:Alcanzando El Objetivo Con La Dieta 5:2 .......... 69

Consejo # 1 – Decir Adiós A La Comida Chatarra.................. 69

Consejo # 2 - Beber Mucha Agua ........................................ 70

Consejo # 3 - Estar Ocupado En Días De Ayuno.................... 71

Consejo # 4 - Aprender A Contar Las Calorías ..................... 71

Consejo # 5 - Planifique Con Anticipación ........................... 73

Capítulo 8: Preguntas Frecuentes....................................... 74

Conclusión ........................................................................... 77

Parte 2 ................................................................................. 78

Introducción ........................................................................ 79

Capítulo 1 - ¿Qué Es La Dieta 5:2?..................................... 81

Capítulo 2-¿Porqué Fue Creada La Dieta 5:2? .................... 86

Capítulo 3 -¿Porqué El Ayuno Es Tan Efectivo Para La Pérdida De Peso? ............................................................................. 91

Capítulo 4-¿Cómo Funciona La Dieta 5:2?........................ 105

Capítulo 5 -¿Qué Comer En Días De Ayuno? .................... 110

Capítulo 6 –Once Consejos Rápidos Que Te Ayudarán A Tener Éxito Con La Dieta 5:2............................................. 112

Capítulo 7 -¿Qué Esperar De La Dieta 5:2?....................... 122

Capítulo 8 –La Dieta 5:2 Y El Entrenamiento De Alta Intensidad........................................................................ 128

Capítulo 9 -¿Cómo Mantener Tu Peso Ideal? ................... 132

Capítulo 10 –Recetas De 30 Minutos Para Los Días De Ayuno

Con Menos De 500 Calorías ............................................. 133

TOMATE Y CALABACÍN HORNEADO CON HUEVOS Y ALBAHACA. ..... 134

HONGO PORTOBELLO Y NIDO DE ESPINACAS CON HUEVO ........... 136

CREMA DE PLÁTANO Y FRESA CON CANELA ............................... 138

PIMIENTOS ROJOS ASADOS, ALCACHOFAS Y SOUFFLÉ DE ALBAHACA 140

RICOTTAFRITTATA DE ESPINACAS Y CALABACÍN ........................... 142

ENSALADA MAÑANERA DE TORONJA Y PISTACHO ....................... 144

TOMATES SECOS Y OMELETTE DE QUESO FETA .......................... 145

CANGREJO Y AGUACATE SALADO ............................................ 148

FILETE DULCE CON SALSA DE BARBACOA .................................. 154

CURRY DE PIÑA CON ALBÓNDIGAS DE PAVO ............................. 158

FILETE CON SALSA DE HIERBAS PICANTES................................... 161

FILETES DE PUERCO Y FRUTAS................................................... 163

CONCLUSIÓN ....................................................................... 165

# Parte 1

# Introducción

Según la Organización Mundial de la Salud, desde 1980, la obesidad se ha más que duplicado a nivel mundial y en 2014, más de 1.900 millones de adultos tenían sobrepeso. Este hecho me preocupa y sé que no soy el único. El haber crecido en un entorno y un hogar donde la salud no era una prioridad me apartó de esa estadística. Cambiar mi vida y convertir a la salud, el deporte y el bienestar en las prioridades principales me abrió los ojos a una vida mejor y más satisfactoria. Pero basta de mí y concentrémonos en ti. ¿Qué es lo que quieres? ¿En este momento no te sientes cómodo con tu físico? He estado así y sé lo que se siente. Si quieres cambiar tu vida y comenzar a esculpir el cuerpo que más te convenga, entonces estás en el lugar correcto. Sé que no quieres ser parte de las estadísticas y la dieta 5:2 puede ser tu herramienta de éxito.

La dieta 5:2 es perfecta para cualquiera que quiera perder peso sin una excesiva presión inmediata. Las otras dietas pueden ser muy difíciles de seguir y eso simplemente se debe a que se tienen que seguir instrucciones muy precisas todos los días sin interrupciones. Sin embargo, la dieta 5:2 hace que sea casi imposible fracasar y esto no lo digo solo para llamar su atención, sino principalmente porque es cierto. Esta dieta realmente le permite estar en una "dieta" durante 2 días dentro de la semana y los otros 5 días, básicamente, volver a su rutina habitual. ¿Cómo decir que no a algo así? Hacer dieta no debería ser difícil, al menos durante largos períodos de tiempo.

Si realmente deseas perder peso, ser más saludable, tener un exitoso cambio en la vida, entonces toma la decisión que te cambie la vida y sigue las instrucciones de este libro. La pérdida de peso no tiene porqué ser un problema y con la información correcta no lo será. Afortunadamente, toda la información correcta sobre la dieta 5:2 se encuentra aquí, en este libro.

## Capítulo 1: Un Vistazo General a la Dieta 5:2

¿Qué es la Dieta 5:2?

Popularizada por el Dr. Michael Mosley en 2012, la dieta 5:2, también conocida como la dieta rápida, utiliza el ayuno intermitente para promover una mejor salud y pérdida de peso. Dicha dieta consiste en ayunar durante 2 días no consecutivos en la semana, mientras que los otros 5 días quien realiza la dieta puede consumir comidas normales sin restricciones. La idea de ayunar puede significar dejar de comer casi por completo durante todo el día y es una idea que a muchos causa desasosiego, pero la dieta 5:2 es sencilla de cumplir. En los 2 días de ayuno durante la semana, las mujeres pueden consumir un total de 500 calorías y hasta 600 calorías para los hombres. Reducir la ingesta de calorías a una cuarta parte del consumo habitual puede parecer algo difícil, pero con el conocimiento correcto (que es lo que se enseña en este libro), ésto puede ser un logro fácil de alcanzar.

A diferencia de otras dietas, la dieta 5:2 no es para nada complicada y los resultados que se alcanzan con solo 2 días de ayuno a la semana son inauditos. En serio, ¿cuántas otras dietas le permiten comer sus comidas favoritas durante 5 días dentro de la semana? Aunque la dieta solo está ganando popularidad, el ayuno en sí mismo no es nada nuevo. En el momento de la publicación de este libro, los científicos han dedicado décadas de investigación sobre el concepto de ayuno. A lo largo de los años se ha descubierto que los beneficios del ayuno son numerosos y estoy seguro de que todavía queda más por descubrir.

¿Porqué la dieta 5:2 funciona?

La gente se puede preguntar: ¿no es peligroso reducir las calorías tan drásticamente? Al contrario, la humanidad ha hecho esto durante miles de años, pero ahora es solo una práctica general. Nuestros primeros antepasados vivieron en un período en el que las personas cazaban su comida, la mataban y la comían, y luego casi no comían hasta la siguiente cacería. Entonces ¿eran personas débiles? Definitivamente no, y eso es porque esta práctica en realidad los hizo más fuertes debido a la tensión/esfuerzo que ejerce sobre el cuerpo. Seguro estaras pensando "¿desde cuándo es bueno el estrés?", pero en este tipo de situaciones si lo es. Las religiones de todo el mundo practican el ayuno. Incluso Mark Twain dijo: "Un poco de hambre puede hacer realmente más para el enfermo promedio que las mejores medicinas y los mejores médicos".

El proceso es similar al del ejercicio. Cuando tienes un régimen de entrenamiento intenso, tu cuerpo se somete a una enorme cantidad de estrés y tensión donde los músculos se rompen y desgarran, pero todos sabemos que el ejercicio, sin importar lo intenso que sea, es algo muy bueno cuando se realiza correctamente. Después del entrenamiento, cuando tu cuerpo tiene la oportunidad de descansar, se recupera y los músculos se reconstruyen mejor y más fuertes. El ayuno funciona de la misma manera: se somete al cuerpo a un poco de estrés, pero el proceso de recuperación y reconstrucción que tiene lugar después mejora la salud y fortalece al organismo. Sin olvidar los efectos de reducción de peso que se producen durante los dos días de ayuno.

Ahora que he eliminado cualquier confusión acerca de si el ayuno es seguro o no, echemos un vistazo a cómo se relaciona esto con la pérdida de peso. Menos calorías consumidas significan un aumento en el metabolismo, lo que aumenta la quema de reservas de grasa. Honestamente, no creo que exista ninguna otra dieta que sea más sencilla que la dieta 5:2 y cualquiera puede ver cómo se pierde peso con el ayuno. Según estudios recientes y pasados, la pérdida de peso común en esta dieta es de aproximadamente una libra por semana, pero otros han perdido hasta 3 libras por semana. Increíble ¿cierto? Estás a dieta por solo dos días a la semana y puedes perder una libra entera o más de grasa corporal. De nuevo increíble ¿verdad? Y no olvides que no se va a producir ninguna pérdida de masa muscular durante el período de ayuno.

Beneficios de la Dieta 5:2

A la dieta 5:2 no se le han dedicado extensas investigaciones particulares como otras dietas, pero el ayuno si ha tenido suficiente investigaciones que muestran resultados muy prometedores. Con estos estudios sobre los beneficios del ayuno se ha observado una mejoría en la salud en muchas áreas, concretamente estos beneficios incluyen la reducción del riesgo de cáncer, diabetes y enfermedades cardíacas. La evidencia que lo respalda se publicó en 2007 y, nuevamente, en 2012, otro estudio sobre el ayuno como un control para la pérdida de peso reveló que el ayuno intermitente también podría reducir el riesgo de cáncer de mama. Otras razones por las que esta dieta ahora está ganando popularidad se deben a la evidencia que respalda a la pérdida de peso. Sin duda, perder peso siempre es un gran beneficio ofrecido por la mayoría de las dietas y la dieta 5:2 no es una excepción. Como ya se mencionó, con solo dos días de ayuno, quienes practican una dieta 5:2 han visto cómo pierden entre 2 a 3 libras de grasa por semana.

La esperanza de vida también es otra área importante que se incluye como un beneficio de la dieta 5:2. El IGF-1, también llamada Hormona del Crecimiento, es producida por el cuerpo y se dice que acelera el proceso de envejecimiento, aumentando así las enfermedades relacionadas con el envejecimiento, como la diabetes tipo 2 y el cáncer. ¿Qué tiene esto que ver con nada? El ayuno intermitente reduce la producción de IGF-1 en el cuerpo, lo que sugiere que el efecto envejecedor de la hormona se invierte.

¿La Dieta 5:2 sirve para todos?

Aunque la dieta puede ser utilizada por muchos, hay ciertos grupos de personas a quienes se aconseja no practicarla. Aquellos que no deberían practicar la dieta 5:2 o el ayuno para el caso son los siguientes.

- Personas con bajo peso.

- Personas con trastornos alimentarios.
- Mujeres embarazadas o en período de lactancia.
- Niños y adolescentes.
- Personas con diabetes tipo 1 o 2
- Personas en convalecencia postoperatoria.

## Capítulo 2: La Lista de Compras

Hasta ahora debes tener una idea general de lo que se trata la dieta 5:2, pero en este capítulo te diré exactamente qué debes comer para obtener los mejores resultados de la dieta. Aunque durante cada uno de los dos días de ayuno semanal existe la limitante de 500-600 calorías, eso no significa que su elección de qué comer sea tan limitada como las calorías. A medida que desarrollemos la lista de alimentos que deberíamos y no deberíamos comer, los clasificaré de manera que sea mucho más sencillo de guiar a lo largo de tu viaje para perder peso. Los alimentos se dividirán en 3 categorías principales que incluyen: alimentos para comer, alimentos para limitarse y alimentos para evadir. Asi que, comencemos la aventura:

### *Alimentos para Comer*

### *Alimentos que deben comerse en general*
Proteínas bajas en sodio, alimentos ricos en proteínas

Los alimentos ricos en proteínas son

esenciales para esta dieta, ya que te ayudaran a controlar la pérdida de peso y mantener la masa muscular, pero lo que se busca son alimentos magros y bajos en sodio pero que sean ricos en proteínas. Que los alimentos sean bajos en sodio te ayudará a mantener la presión arterial bajo control y también mejorará la salud de tu corazón. Según la Administración de Alimentos y Medicamentos de los Estados Unidos, los alimentos bajos en sodio son aquellos que no contienen más de 140 miligramos de sodio por porción. Sin embargo, los alimentos ricos en proteínas son alimentos con 10 gramos de proteína por porción. Los alimentos que siguen estos criterios son las carnes, aves, mariscos y productos de soya. Aquí hay más:

1. Carne de res: bistec de flanco (magra), carne asada (baja en sodio), bistec redondo, chuleta, carne molida (95% magra), filete de solomillo, solomillo (extra magra).

2. Carnes de caza - venado, alce.

3. Cerdo - Solomillo, lomo de cerdo,

chuletas de cerdo. Pechuga - pechuga de pollo sin piel (ni hueso), muslos de pollo sin piel, pechuga de pollo molida, pechuga de pato, pechuga de pavo asada (delicatessen con bajo contenido de sodio), pechuga de pavo sin piel (no deli), pavo molida ( 99% sin grasa).

4. Pescado: bagre, platija, mero, merluza, pargo, fletán, bacalao, salmón rojo, sardinas, lubina, lenguado, pez espada, tilapia, blanquillo, trucha, atún de aleta amarilla,.

5. Mariscos - langosta, camarones, almejas.

6. Productos lácteos: requesón, queso suizo, sustitutos de huevo, claras de huevo, leche (2%), yogur griego (sin grasa, natural)

7. Proteína en polvo: proteína de cáñamo, proteína de suero, proteína de soya, proteína de huevo, proteína de arroz.

8. Proteína vegetal: proteína vegetal texturizada, tofu (para vegetarianos y veganos, la carne se puede reemplazar con tofu en cualquier comida)

Grasas Saludables

Grasas malas, grasas buenas, grasas saludables, grasas saturadas, grasas insaturadas, en otras dietas pueden encontrarse muchas maneras de referirse a las grasas, lo que puede terminar siendo un poco confuso a veces para hacer un seguimiento de todo esto, pero no te preocupes porque te diremos qué alimentos contienen las grasas correctas (grasas insaturadas) en esta sección. Mira esto:

- Productos lácteos - quesos - queso brie, queso crema, queso azul, yema de huevo, queso feta, mozzarella, romano, parmesano, queso de cabra, queso cheddar, colby, gouda, havarti, muenster, suizo.
- Aderezos - aderezo cremoso, mayonesa
- Fruta – aguacate (palta), aceitunas.
- Nueces y semillas: almendras, mantequilla de maní, pecanas, semillas de sésamo, mantequilla de sésamo, avellanas, semillas de girasol, nueces, nueces de macadamia.
- Aceites - aceite de linaza, aceite vegetal, aceite de oliva, aceite de

canola.

- Otros: crema agria, crema, salmón (omega 3), sardina (omega 3).

Vegetales

Todos sabemos lo importante que son los vegetales en cualquier dieta debido a su amplia gama de beneficios para la salud. Estos alimentos están llenos de vitaminas, minerales, fibra y antioxidantes que ayudan a mantener una dieta saludable. los vegetales, sin embargo, se dividen en dos grupos; vegetales sin almidón y vegetales con almidón. Los vegetales sin almidón son ideales para los días de ayuno porque son bajos en carbohidratos y son una buena fuente de fibra, mientras que los vegetales con almidón son más adecuados para los días de comida normal, ya que contienen más carbohidratos que los otros.

1. Vegetales sin almidón: alcachofas, espárragos, maíz fresco, frijoles (de cuaquier tipo), brócoli, coles de Bruselas, repollo (cualquiera de ellos), coliflor, apio, achicoria, berza, pepino, endibía, berenjena, escarola, hinojo,

ajo, col rizada, coles, puerros, lechuga, champiñones, hojas de mostaza, quingombó, cebollas, perejil, rábanos, ruibarbo, cebollines, arvejas, espinacas, brotes, calabaza, acelgas, tomates, nabos, berros, calabacín

Adobos/Condimentos

¿Qué hace a una dieta deliciosa y realmente agradable? Tal vez esa pregunta tenga más de una respuesta, pero los condimentos son la base esencial en dicha respuesta. Los adobos y condimentos añaden dimensión a sus comidas, pero también son comida, así que esté al pendiente de las calorías que éstos aporten. Los condimentos son una excelente manera de dar variedad a los platos, por lo que la siguiente lista ye guiará y ayudará a tomar las mejores decisiones cuando en cuanto a condimentos, salsas y adobos se refiere

- Hierbas y Especias - albahaca, hojas de laurel, condimento cajún, cebollino, cilantro, pimienta de cayena, comino, semillas de hinojo, ajo en polvo, jengibre, cebollino italiano, hojas de menta, paprika, anís perejil, romero, tomillo.

- Mantequilla en spray, extractos (por ejemplo, extracto de almendra, extracto de arce, extracto de menta, extracto de vainilla), hummus, salsa picante, jugo de limón, jugo de lima, caldo bajo en sodio, salsa de tomate baja en sodio, mostaza, salsa, aderezos (por ejemplo, pasta de chile , salsa de chile, salsa de rábano picante, salsa de cóctel con bajo contenido de sodio, salsa de soja baja en sodio, pasta de tomate, salsa de tomate, vinagre y salsa Worcestershire)
- Aderezos para ensaladas: — Busca las bajas en grasas — vinagreta balsámica, aderezo francés, aderezo italiano.
- Edulcorantes: Stevia (por ejemplo, SweetLeaf, Truvia), alcoholes de azúcar (xilitol, sorbitol, eritritol), miel cruda.

Bebidas

Todos tenemos una o dos bebidas que disfrutamos casi a diario y algunas son realmente saludables pero, como sabes, existen otras que pueden ser perjudiciales cuando su consumo es frecuente. Las bebidas correctas pueden ayudar a tu cuerpo y proporcionarte una gama de beneficios nutricionales y esto es justo lo que necesitas para complementar este nuevo hábito que tratas de adquirir. Y adicionalmente al valor nutricional que ofrecen, son una manera satisfactoria de disfrutar los pequeños momentos de la vida, así que aquí te doy una lista que te ayudará a elegir las bebidas "correctas" de una manera mucho más fácil.

- Agua (Mineral o gasificada)
- Aguas saborizadas (agregando frutas cortadas o trituradas, como bayas, a un vaso de agua fría)
- Leches – leche de soja o almendras (sin endulzar), leche descremada o semi descremada
- Cafe o te (incluye infusiones herbales)
- Agua de coco (pura)
- Jugo de tomate

### Alimentos para Limitarse

Alimentos que deben comerse con

moderación los días de ayuno

Frutas

Las frutas son caramelos de la naturaleza y pueden sustituir los dulces para; 1. Reduzcir los antojos y 2. Suministrar al cuerpo los nutrientes diarios. Las frutas son una gran fuente de vitaminas y minerales, especialmente la vitamina A y la vitamina C, que son esenciales para una buena salud. Seguramente has escuchado la frase "una manzana al día mantiene alejado al médico" y este dicho tiene mucho de cierto. Entonces ¿Por qué no tomar una manzana al día? ¿o una fruta cualquiera de la siguiente lista?

- Manzanas, albaricoques, aguacates (paltas), bayas (moras, grosellas negras, arándanos, cerezas, zarzamoras, fresas), melones, uvas, pomelos, kiwis, kumquats, limones, limas, mangos, naranjas, papayas (lechozas), melocotones, peras, piñas, ciruelas, mandarinas , sandías

Carbohidratos

Los carbohidratos deben ser consumidos

con moderación y se recomienda dar preferencia a los carbohidratos "saludables". Estos carbohidratos incluyen legumbres, granos y otros. Usa la lista de abajo para guiarte.

- Panes: tortillas de arroz integral, tortillas de maíz, panes, panecillos ingleses, tortillas, pan integral, pan pita.
- Cereales — All-Bran, Fiber One, Grano integral brotado, Kashi Go Lean, Kashi Good Friends Cereal, Kashi Heart to Heart, granola baja en grasa, harina de avena, granola, Hojuelas de avena.
- Granos: amaranto, cebada, salvado, trigo sarraceno, arroz integral, bulgur, cuscús (trigo integral), mijo, avena, palomitas de maíz, quinoa, espelta, bayas de trigo, trigo integral, arroz silvestre.
- Pasta - pasta de arroz integral, cuscús, pasta integral,.

Vegetales

- Vegetales con almidón: maíz, chícharos, calabazas, plátano, calabaza de invierno, legumbres (lentejas, soja/edamame, nueces de soya ligeramente saladas), verduras de raíz (remolacha, zanahorias, ñame, chirivías, papas, colinabos, batatas)

### *Alimentos para Evitar*

Alimentos que deben evitarse a menos que se coman como premio
Carbohidratos Procesados o Refinados
Los carbohidratos refinados son formas de azúcares y almidones alterados mediante algún tipo de procesamiento y deben evitarse a toda costa para mejorar la salud. En comparación con los carbohidratos complejos, los carbohidratos refinados se absorben muy rápidamente en el torrente sanguíneo, lo que provoca un aumento repentino de los niveles de azúcar en la sangre y, por ende, un aumento de los niveles de insulina. No es muy bueno consumirlos que los carbohidratos refinados porque solo dan un placer temporal a las papilas gustativas y todos hemos visto el efecto de tener muchas porciones de pastel, galletas o cualquier otra forma de presentación de los carbohidratos refinados.

Afortunadamente, estas formas de carbohidratos son fáciles de evitar y aquí mencionamos algunos que puedes comenzar a eliminar en las comidas para mejorar tu salud..

- Jugos de fruta
- Dulces/bocadillos horneados: panecillos, pasteles, papas fritas, galletas, galletas saladas, pretzels, rosquillas, pasteles, pies
  - Azúcar de mesa / azúcar blanco
- Postres
- Harina refinada / harina blanca (alimentos hechos de masa como la pizza)
- Arroz blanco

Alimentos Procesados

Los alimentos procesados pueden ser muchos mas de los que crees. Cuando piensas en una comida procesada, puedes pensar que se trata de comida rápida en el microondas, pero en realidad es mucho mas que solo eso. Cualquier alimento alterado de alguna manera de su estado natural puede considerarse como procesado. Es posible que dichos alimentos contengan sodio, grasa y azúcar adicionales que no conoces y realmente pueden causar algunos problemas de salud graves, de los cuales tal vez ni te enteres hasta que sea casi demasiado tarde. Uno de los beneficios de cocinar desde cero es que sabes exactamente qué hay en la comida, razón por la cual las comidas caseras deben anular los viajes a los restaurantes locales de comida rápida.

1. Cualquier tipo de alimentos procesados (Si aún quieres consumirlos, asegurate que sean bajos en sodio)

Alimentos ricos en Grasas, Azúcar o Sal

Los alimentos que contienen grasas no saludables, azúcar añadida y sal definitivamente pueden estimular sus papilas gustativas incluso hasta el punto en que el cerebro no puede registrar cuando ha tenido suficiente y comienza a formarse una adicción. Cuando se toma más de lo que se necesita de estos alimentos comienza la propensión a la obesidad, hipertensión, derrames cerebrales, ataques cardíacos y otras enfermedades crónicas. Se puede combatir estas enfermedades al limitar la cantidad de azúcar, sal y grasas no saludables que consume, así como también es una de las mejores maneras de aumentar la salud en general. Esto es lo que hay que evitar:

- Aceites hidrogenados
- Comida frita
- Alimentos que contienen azúcar añadida
- Alimentos con alto contenido de sodio — menos de 150mg por cada 100g es lo ideal

Bebidas alcohólicas

Todos tenemos ese amigo que una vez bebió demasiado alcohol y tuvo que ser llevado a casa antes de lo planeado; Dios no quiera que fueras tu ese amigo, pero el punto es claro. El alcohol puede afectar seriamente a tu cuerpo y mente, y te puede dañar en más de un sentido. El alcohol tiene impactos muy negativos en el cerebro, el hígado, el corazón, el sistema inmunológico, el páncreas y muchas otras áreas, lo que dificulta el correcto funcionamiento del organismo. Con la dieta 5:2, el alcohol es un no—no y debes mantenerlo fuera de la casa si existe la fuerte tentación de tomar una bebida o dos.

- Todas las bebidas alcohólicas, incluyendo licor fuerte, vino, cerveza.

## Capítulo 3: Comidas con 500 Calorías

La dieta con ayunos es muy flexible y con esto quiero decir que puede cambiar lo que se come en los días de ayuno para adaptarse a las preferencias personales. A algunos les gusta distribuir las 500 calorías en varias comidas pequeñas a lo largo del día, mientras que otros prefieren comer una sola comida completa de 500 calorías por día. La forma en que usted elija consumir estas 500 calorías en los días de ayuno es muy personal y tampoco existe una manera correcta o incorrecta. Sin embargo, en este capítulo, abordaré a aquellos que prefieren una comida completa en su día de ayuno y enumeraré las recetas increíbles que mejor se adaptan a este enfoque.

### *Filetes de Salmón con Salsa Pesto y Menta*

**Porciones: 4**
**Calorías: 489**
Ingredientes
- 4 – 6 ¼ oz (175g) de filetes de Salmón
- 2 cucharadas de aceite de olivas extra

virgen y un poco más para barnizar

- 1 limón
- Paquete grande de Menta Fresca (sólo las hojas)
- 3 ½ 0z (100g) de Rúgula
- 1 ¾ oz (50g) de queso pecorino para gratinar
- 1 oz (30g) anacardos o marañones tostados

Preparación

Paso 1: con el aceite virgen extra barnice ligeramente ambos lados de los filetes de salmón.

Paso 2: calentar una sartén sin sartén y agregar los filetes de salmón para cocinar durante 5 minutos sin moverlos.

Paso 3: voltee los filetes de salmón al otro lado y cocine por otros 5 minutos, luego exprima sobre los filetes la mitad del jugo de limón.

Paso 4: en un procesador de alimentos, agregue la menta, un puñado de rúgula, la otra mitad del jugo de limón y los anacardos asados para ser finamente picados para el pesto. Agregue las 2 cucharadas de aceite extra virgen y 2 cucharadas de agua a la mezcla, luego sazone y combine. Revuelva con el pecorino.

Paso 4: Servir el salmón con la rúgula y el pesto. ¡Decore el plato con las rodajas de limón y a disfrutar!

### Curry de Salmón y Vegetales al estilo Japonés

**Porciones: 4**
**Calorías: 457**

Ingredientes

- 4 – 4 ½ oz (125g) de filetes de salmón
- 2 cucharadas de aceite de girasol
- 1 boniato, pelado y picado
- 2 cucharadas de salsa teriyaki
- 1 coliflor pequeño, cortado en floretes
- 7 oz (200g) de guisantes verdes
- 250ml de caldo vegetal caliente

3 ½ oz (100g) pasta de curry chino (Blue Dragon de ser posible)

Preparación

Paso 1: colocar 1 cucharada de aceite de girasol a una sartén y calentar. Agregar el boniato picado a la sartén y deje freír unos 4-5 minutos.

Paso 2: agregar el caldo de verduras y la salsa de curry. Dejar cocer a fuego lento, tapado, durante 10-15 minutos hasta que el boniato esté casi terminada de cocinar.

Paso 3: agregue los floretes de coliflor a la sartén y continúe cocinando

Paso 4: en otra sartén se pone a calentar la cucharada restante de aceite de girasol. Cocinar el filete de salmón, con la piel hacia abajo a fuego alto durante 3-4 minutos o hasta que esté crujiente y se da la vuelta al otro lado para que se cocine durante 2-3 minutos. Untar regularmente con la salsa teriyaki hasta que el filete termine de cocinarse.

Paso 5: Cuando el salmón esté casi cocido, se agregan los guisantes a la salsa de curry y cocine hasta que estén tiernos.

Paso 6: Colocar en un plato y servir!

### *Ensalada de Vegetales Asados y Queso Feta*

**Porciones: 2**
**Calorías: 473**
Ingredientes

- 17 ½ oz (500g) de vegetales de raí, mixtos (como chirivías, nabos, colinabos, remolachas, zanahorias)
- 1 cucharada de aceite de olivas
- 1 cucharadita de mezcla de especias "za'tar" o "ras-el-hanout"

- 1 cucharada de perejil fresco (cortado)
- 1 ¾ oz (50g) de rúgula
- 4 cucharada semillas de granada
- 4 cucharada de mixtura de semillas

3 ½ oz (100g) de queso feta (desmenuzado)

Para el aderezo:

- 1 cucharada de tahini
- 4 cucharada de yogurt griego

el jugo de ½ limón

Preparación

Paso 1: calentar el horno a 200°c (390°F).

Paso 2: pelar los vegetales y picarlos en trozos pequeños. Colocar en un tazón con la mezcla de especias y el aceite de oliva. Mezclar y llevar al horno durante 20 - 30 minutos. Mezcle de nuevo a la mitad de la cocción.

Paso 3: agregue el perejil a los vegetales cocidos y mezcle hasta que se integre bien. Separe la rúgula entre 2 platos y cubra con las verduras.

Paso 4: en un tazón pequeño coloque todos los ingredientes del aderezo y mezcle con agua. Aderece la ensalada a su gusto y decore con las semillas y el queso feta.

### Burritos Mexicanos

**Porciones: 8**
**Calorías: 450**
Ingredientes

- 1 cucharada de aceite de olivas
- 1 cebolla roja pelada y cortada
- 1 lb (500g) de carne molida
- cerca de 2 cucharadas de cebollino fresco cortado
- 150ml de crema agria
- 8 tortillas de maiz
- 2 cucharadita de cilantro molido
- 2 cucharadita de comino molido
- ½ cucharadita de hojuelas de chile
- 2 cucharada de pasta de tomates secos
- 300ml (½ pinta) de caldo de res caliente

14 oz (400g) lata de frijoles pintos enjuagados y escurridos
Para el guacamole:

- 2 tomates, cortados
- 1 cebolla roja, pelada y cortada
- 1 aguacate (palta), sin semilla, pelado y

cortado

- el jugo de 1 lima

Puñado de cilantro fresco cortado

Preparación

Paso 1: En una sartén grande, calentar la cucharada de aceite de oliva y agregar la cebolla cortada, cocer hasta que se ablande.

Paso 2: agregar la carne a la sartén y cocinar por 5 minutos, revolviendo de vez en cuando para dorar uniformemente por todas partes.

Paso 3: agregar los ingredientes restantes, salvo los del guacamole y cocinar a fuego lento durante 20 minutos.

Paso 4: mezclar todos los ingredientes de guacamole en un tazón.

Paso 5: en otro tazón se agrega la crema agria y mezcle el cebollino. Caliente las tortillas mientras lo hace.

Paso 6: colocar la tortilla sobre un plato y cubrir con la mezcla de crema agria, guacamole y carne de chile. ¡Enrollar y disfrutar!

### Risotto con Pavo

**Porciones: 3-4**
**Calorías: 491**
Ingredientes

- 1 libra (500g) de pavo cocido
- 7 oz (200g) de floretes de brócoli (finamente cortado)
- 3 ½ oz (100g) de zanahoria (cortadas en julianas finas)
- 3 ½ oz (100g) pimiento rojo (cortado en julianas finas)
- 2 cucharada de aceite
- 1 cebolla cortada
- 7 oz (200g) de arroz de grano corto
- 600ml de caldo de pollo
- 1 cucharadita de pure de ajo
- 3 ½ 0z (100g) queso cheddar para gratinar

Condimentos

Preparación

Paso 1: sumergir el brócoli, las zanahorias y el pimiento en agua hirviendo durante 2 minutos, escurrir y apartar.

Paso 2: calentar el aceite en una sartén y freír las cebollas hasta que estén blandas.

Continuar agregando el arroz salteado durante 2 minutos.

Paso 3: verter el caldo de pollo y dejar hervir, mantener el hervor a fuego lento durante 20-25 minutos. Dejar que el arroz se cocine adecuadamente y que la mezcla se espese para que quede cremoso.

Paso 4: Agregar la cucharadita de puré de ajo y el queso, así como el pavo cocido y el condimento y revuelva bien combinando todos los ingredientes.

Paso 5: ¡Agregar las verduras cocidas y disfruta!

### *Salmón Ahumado Salteado*

**Porciones: 2**
**Calorías: 430**
Ingredientes

- 1 cucharada de aceite de olivas
- Trozo de jengibre del tamaño del pulgar (pelado y finamente picado)
- 1 cebolla roja, pelada (cortada en trozos y capas separadas)
- 4 ½ oz (125g) brócoli entero (con los tallos a la mitad del largo)

- 3 ½ 0z (100g) de salmón ahumado
- Pimienta negra recién molida
- 1 cucharadita de semillas de sésamo tostadas
- Salsa de soja

4 ½ oz (125g) fideos de arroz cocido (para servir)

Preparación

Paso 1: Calentar el aceite en una sartén y agregar el jengibre y las cebollas. Saltear durante 2-3 minutos.

Paso 2: Agregar los tallos de brócoli a la sartén y sofríalos durante otros 2-3 minutos. A continuación, agregue las cabezas de brócoli a la sartén, así como 5 cucharadas de agua caliente y cocine con el vapor durante unos minutos.

Paso 3: Cortar el salmón en tiras y agregar a la sartén, cocinar durante aproximadamente un minuto.

Paso 4: Sazonar el salmón con pimienta negra, salsa de soja y rociar con semillas de sésamo tostadas.

Paso 5: colocar los fideos cocidos en un plato y cubrir con el salmón y los vegetales.

## Capítulo 4: Comidas de 250 Calorías

El Capítulo anterior está dirigido a aquellos que prefieren hacer una sola comida decente al día, pero si usted es del tipo que gusta hacer más de una comida al día, entonces este capítulo es para usted. 250 calorías no son muchas calorías para una comida completa, pero con unas cuantas recetas simples haremos que todo funcione.

### *Tacos de Pollo en Tazón*

**Porciones: 4**

**Calorías: 288**

Ingredientes

- 1 mazorca de maíz
- 1 cucharadita de aceite de olivas
- 4 tortillas de maíz
- 7 oz (200g) de pechuga de pollo cocida
- Cilantro (un puñado)
- Cáscara y jugo de una lima
- 4 jalapeños (cortados)

½-1 Lechuga Romana, rallada

Para el aderezo:

- el jugo de ½-1 lima
- 2 cucharada de mayonesa ligera

1 cucharadita de salsa Ketchup Heinz Siracha

Preparación

Paso 1: con un pincel barnizar el maíz con aceite y freir en una sartén hasta que esté tierno. Luego cortar los granos del maíz cocido con un cuchillo.

Paso 2: calentar el horno a 200 * c (390 * F) y agregar las tortillas de maíz. Hornear hasta que se doren.

Paso 3: con un frasco o vaso dar forma a las tortillas en un tazón. Es posible que tenga que usar guantes de horno para hacer esto. Los guantes del horno deben estar muy limpios.

Paso 4: cortar el pollo en tiras y colocarlo en un tazón junto con los jalapeños, el cilantro, la ralladura y el jugo de una lima y sazonar.

Paso 5: en un tazón aparte, mezclar los ingredientes del aderezo con un poco de agua.

Paso 6: colocar la lechuga en el tazón de la tortilla y agregar el pollo. Rociar con el aderezo y servir.

### Pollo al limón y arroz salteado

**Porciones: 4**
**Calorías: 205**
Ingredientes

- 7 oz (200g) de pollo (en tiras pequeñas)
- 1 cucharada aceite de girasol
- 7 oz (200g) de arroz cocido
- 3 ½ 0z (100g) de copos de azúcar
- 3 ½ 0z (100g) de guisantes congelados
- 3 ½ 0z (100g) de maíz dulce
- 1-2 cebollinos (cortadas)

1 cucharada de semillas de sésamo
Para marinar:

- 2 cucharadasde salsa de pasta de tomate
- 2 cucharada de salsa de soja (baja en sal)
- 1 cucharadita de pasta de ajo
- 1 cucharadita de pasta de genjibre

El jugo de ½ limón
Preparación
Paso 1: colocar todos los ingredientes de la marinada en un tazón (no metálico) y deje marinar el pollo allí hasta que esté listo para cocinar. Asegúrese de reservar el

40

caldo para después de que el pollo esté cocido.

Paso 2: calentar el aceite de girasol en una sartén profunda y freír el pollo durante 3-4 minutos.

Paso 3: agregar los copos de azúcar, el maíz y los guisantes al pollo y continúe salteando durante 2-3 minutos adicionales.

Paso 4: Agregar el arroz, la marinada reservada y 2 cucharadas de agua a la sartén y sofreír por un par de minutos más.

Paso 5: rociar con las cebollinos cortadas y las semillas de sésamo y ¡servir!

### *Pastichode Boniato*

**Porciones: 5**
**Calorías: 200**
Ingredientes

- 10 ½ oz (300g) boniato (pelado y cut into small cubes)
- 10 ½ oz (300g) de pasta para pasticho
- 3 ½ 0z (100g) de guisantes congelados
- 2 cucharada de leche semi-descremada
- 5 ¼ oz (150g) de yogurt natural bajo en grasa
- 1 ½ oz (40g) de queso parmesano bajo en grasa o queso madurado (rallado finamente)

Pimienta Negra

Preparación

Paso 1: calentar agua en una olla y agregar los trozos de boniato, cocer a fuego lento durante 13-15 minutos o hasta que estén blandos, escurrir.

Paso 2: preparar la pasta de acuerdo con las instrucciones del paquete y escurrir. Vuelva a colocar la pasta en la sartén.

Paso 3: agregue los guisantes congelados y los trozos de boniato a la pasta y revolver.

Paso 4: agregar la leche y el yogur a la sartén y cocinar, revolviendo, a fuego lento durante un par de minutos.

Paso 5: espolvorear con queso y pimienta negra molida y ¡servir!

### *Fajitas De Cerdo Y Pimienta*

**Porciones: 4**
**Calorías: 277**

Ingredientes

- 7 oz (200 g) de filete de cerdo magro (cortado en tiras)
- 1 diente de ajo machacado
- 1 pimiento rojo y 1 pimiento verde (sin semillas y en rodajas)
- 1 cebolla roja (en rodajas)
- 2 cucharadas de condimento de fajita
- Sal y pimienta negra recién molida
- 2 cucharadas de cebollino fresco cortado
- Jugo de 1 lima
- 8 tomates cherry (a la mitad)
- 4 panes planos redondos de tortilla

2 cucharadas de yogur bajo en grasa.

Preparación

Paso 1: precalentar una sartén antiadherente. Agregar la carne de cerdo y el ajo machacado a la sartén y secar hasta que esté sellado.

Paso 2: sazonar la carne de cerdo con pimienta negra y sal, así como el condimento de fajita.

Paso 3: agregar las rodajas de pimientos verdes y rojos y la cebolla. Cocinar durante 2-3 minutos.

Paso 4: Agregar las cebollinos, los tomates cherry y el jugo de lima a la sartén y mezclar bien.

Paso 5: extender el yogur sobre el pan de tortilla y agregue la carne de cerdo y las verduras. ¡Envolver y servir!

### *Peperonata De Pollo*

**Porciones: 4**
**Calorías: 250**
Ingredientes
- 2 cucharadas de aceite de oliva
- 1 cebolla (en rodajas)
- 2 diente de ajo machacados
- 2 pimientos rojos (en rodajas)

- 250 ml de caldo de pollo/vino
- 1 cucharada de hojas frescas de orégano / 1 cucharada de hojas de orégano secas
- 4 ½ oz (125g) Champiñones portobello (en rodajas)

Preparación

Paso 1: calentar el horno a 190 * c (370 * F). Mientras tanto sazonar el pollo y cocinar en un sartén grande antiadherente durante 4 minutos (2 minutos por lado) con 1 cucharada de aceite de oliva.

Paso 2: cuando el pollo tenga un color dorado en cada lado, colocar en un molde para hornear. Llevar al horno durante unos 15 minutos.

Paso 3: con el aceite restante, freír la cebolla en la sartén durante 5 minutos hasta ablandar. Agregar los champiñones, el ajo y los pimientos y cocinar por 5 minutos mas.

Paso 4: añadir el orégano. Verter el caldo de pollo o el vino, lo que elija usar, en la sartén y dejar hervir.

Paso 5: sazonar y cocinar a fuego lento durante 5 minutos adicionales.

Paso 6: verter sobre el pollo y ¡servir!

### *Curry de Cordero Rogan Josh*

**Porciones: 3**
**Calorías: 234**
Ingredientes

- 7 onzas (200 g) de filetes de cordero (en cubos)
- aceite de olivas extra virgen
- 1 cebolla roja (en rodajas)
- 1 diente de ajo machacado
- 1 ¾ oz (50g) de guisantes congelados
- 1 cucharada de pasta de curry rogan josh
- 1 boniato pequeño (cortado en cubos)
- 7 oz (200g) de tomate enlatado
- 1 cucharada de puré de tomate
- 200 ml de caldo de carne
- ½ pimiento rojo (sin semillas y cortado en cubos)

Preparación

Paso 1: rociargenerosamente con aceite de oliva una cacerola y poner a calentar.

Paso 2: freír las cebollas durante unos 3 minutos o hasta que se ablanden.

Paso 3: agregar la pasta de ajo, el cordero y el curry a la cacerola y cocinar durante unos 10 minutos. Voltear de vez en cuando para dorar adecuadamente.

Paso 4: agregar los ingredientes restantes a la cacerola y cubrir. Dejar cocer a fuego lento durante 40 minutos hasta que la carne de cordero este blanda.

Paso 5: agreguar los guisantes y cocinar durante 3-5 minutos adicionales para que se calienten.

Paso 6: deja enfriar ¡sirve y disfruta!

## Capítulo 5:Comidas de 100 Calorías y bocadillos

Con los alimentos que apenas rondan las 100 calorías, se puede experimentar una amplia variedad de opciones y así acostumbrarse a los días de ayuno aún más rápido. Muchos aprecian el hecho de tener algo para comer que no sea tanto calorías, pero si que sea sabroso, y a usted también le gustará probar algunas comidas divertidas que le ayudarán a superar los días de ayuno. Estoy convencido que hay momentos en los que apetece un pequeño bocadillo, por ejemplo, tal vez una magdalena, pero con sólo unamagdalena cya se cubre el consumo de calorías del día, pero con estos alimentos no.

### *Ensalada Asiática De Pollo*

**Porciones: 2**
**Calorías: 110**
Ingredientes

- 1 pechuga de pollo sin piel (y sin hueso)
- 1 cucharada de salsa de pescado
- 1 cucharada de ralladura y jugo de ½

lima
- 3 ½ 0z (100g) de ensalada mixta
- 1 puñado de cilantro (cortado)
- ¼ cebolla roja (en rodajas)
- ¼ pepino (abierto a la mitad y cortado)
- ½ chile (sin semillas y en rodajas)
- 1 cucharadita de azúcar extra fino

Preparación

Paso 1: colocar el pollo en una olla y cubrir con agua fría. Dejar hervir el agua y cocinar por 10 minutos.

Paso 2: retirar el pollo de la olla y cortar en tiras. Colocar las tiras de pollo en un tazón y agregar la salsa de pescado, el azúcar, la ralladura de limón y el jugo. Mezclar los ingredientes para que el azúcar se disuelva.

Paso 3: en un tazón separado, colocar la ensalada mixta y el cilantro. Cubrir con cebollas, pepino, chile y la pechuga de pollo.

Paso 4: agregar el aderezo a la ensalada (opcional), mezclar y ¡servir!

### Setas Stroganoff

**Porciones: 4**
**Calorías: 90**
Ingredientes

- 1 1/3 lbs (600 g) de setas mixtas
- 1 cucharada de aceite de colza
- 4 tallitos de apio (en rodajas)
- 1 cebolla grande (en rodajas)
- 2 dientes de ajo machacados
- 2 cucharadita de paprika ahumada
- 250 ml de caldo de vegetales
- 150 ml de crema agria
- Pimienta

Preparación

Paso 1: calentar el aceite en una sartén antiadherente agregar la cebolla, el ajo y el apio. Cocinar durante aproximadamente 5 minutos hasta que se ablanden.

Paso 2: agregar las setas y el pimentón y cocinar por 5 minutos adicionales.

Paso 3: vierta el caldo en la sartén y cocinar por otros 10 minutos. Al menos la mitad del líquido debería haberse evaporado.

Paso 4: agregar la crema agria y revolver

mientras se sazona con la pimienta. Cocinar durante 5 minutos a fuego medio.

Paso 5: Servir inmediatamente y ¡a disfrutar!

### *Hamburguesa De Pollo Y Salsa De Tomate*

**Porciones: 4**
**Calorías: 135**

Ingredientes

- 1 diente de ajo machacado
- 3 cebollinos (en rodajas)
- 1 cucharada de pesto
- 2 cucharadas de hierbas frescas cortadas (perejil, estragón y tomillo, etc.)
- 13 ¼ oz (375g) de pollo picado
- 2 tomates secados al sol (cortados)

1 cucharadita de aceite de olivas

Ingredientes de la salsa

- 9 oz (250g) de tomates Cherry (en cuartos)
- 1 chile rojo (sin semillas y cortado)
- 1 cucharada de cilantro (cortado)
- Corteza rallada y jugo de 1 lima

Preparación

Paso 1: mezclar todos los ingredientes para la hamburguesa con del aceite de olivas y dividir en 4porciones. Aplanar para formar ruedas y cubrir. Colocar en la nevera para enfriar durante 30 minutos.

Paso 2: en un tazón no metálico mezclar todos los ingredientes de la salsa.

Paso 3: precalentar una parrilla. Después de refrigerar, barnice ligeramente las hamburguesas con aceite de olivas y cocine sobre la parrilla caliente durante 3-4 minutos por cada lado.

Paso 4: Servir inmediatamente con salsa y ¡a disfrutar!

### Ensalada de Chorizo y Frijoles

**Porciones: 4**
**Calorías: 135**
Ingredientes

- 2 cucharaditas de aceite de olivas
- 4 ½ oz (125g) de chorizos (en rodajas)
- 2 chalotas o 1 cebolla roja pequeña (pelada y cortada)
- 2 tallitos de apio (en rodajas)
- 1 pimiento amarillo (sin semillas y

cortado)

- 150 ml de vino (blanco)
- 14 1/2 oz (410 g) de frijoles cannellini (enjuagados y escurridos)
- 5 ¼ oz (150 g) de tomates secados al sol (escurridos)
- 4 cebollinos (cortados y en rodajas)
- Un puñado de hojas frescas de perejil/albahaca

Rebanadas de Pan tostado, para servir

Preparación

Paso 1: calentar el aceite en un sartén y agregarel chorizo en rodajas y dejar freír durante unos 2-3 minutos.

Paso 2: agregar la pimienta, el apio y las chalotas/cebollas y sofreír durante unos 5 minutos.

Paso 3: agregar los frijoles e integrar a la mezcla, luego cocinar a fuego lento durante otros 3 minutos para que se calienten.

Paso 4: agregar los cebollinos y el tomate, servir en un bol cubierto con hojas de albahaca trituradas o perejil fresco .

Paso 5: Servir con pan y ¡a disfrutar!

### *Bocadillos de 100 calorías*

Frutas
- 1 taza de arándanos - 83
- 1 naranja - 60
- 1 taza de fresas - 46
- ¼ taza de arándanos secos - 93
- 1 taza de melón - 60
- 1 toronja - 64
- 1 plátano pequeño - 90
- 1/3 aguacate (palta) - 107
- 1 taza de melón - 55
- 1 melocotón mediano - 40
- 1 pera mediana - 100
- 1 taza de frambuesas - 60
- 1 taza de moras - 62
Vegetales
- 3 1/3 tazas de brócoli - 105
- 2 ½ pepino - 102
- 1 ¾ de maíz blanco dulce - 102
- 33 tomate cherry - 101
- 1 taza de col rizada - 36
- 1 zanahoria grande - 30
- 2 ½ taza de repollo – 85
Lácteos

- 8 oz de leche descremada (o% de grasa) - 80
- ½ taza de leche con chocolate (1%) - 78
- Ensalada con queso mozzarella - 80
- 1 yogur griego sin grasa - 96
- ½ taza de queso cottage (1%) - 81
- 1 onza. Queso de cabra blando - 75
- ½ taza de helado de vainilla Blue Bunny - 100
- ½ taza de vainilla Breyer's sin azúcar - 100

Otros

- 1 taza de cheerios - 100
- 1 huevo cocido - 76
- 3 tazas de palomitas de maíz reventadas - 99
- Pan de pita relleno de queso - 94
- 1 barra Nature Valley - 59

## Capítulo 6:Comidas para los días sin ayuno

Cumplir con lo que se requiere en los días de ayuno es importante y, aunque se puede volver a las comidas habituales durante los otros 5 días de la semana, eso no significa que deba comer cualquier cosa. La gente a veces cree que, como ayunaron y siguieron las instrucciones de los 2 días de ayuno de la semana, luego pueden comer lo que quieran. Hasta cierto punto, pueden hacerlo, pero es importante no exagerar o, de lo contrario, se aumentará el mismo peso que se acaba de perder o incluso lo peor, tal vez más.

Con la dieta 5:2 se enseña a controlar lo que entra en el cuerpo y, aunque no se pone énfasis en la mayoría de la semana (los 5 días sin ayuno), la práctica de observar lo que se come beneficiará aún más. ¿Por qué dejar de comer de manera saludable y menos de lo normal por solo 2 días cuando se puede duplicar o incluso triplicar sus resultados al comer de manera saludable? Eso no significa que no se pueda comer una rebanada de pastel, pero la salud no debería ser una cosa única, ya que muchas dietas representan una forma de vida, un estilo de vida. Para obtener mejores resultados, haga un esfuerzo adicional con estas deliciosas pero saludables recetas.

## Desayunos

### *Ensalada Mexicana de Atún Fresco*

**Porciones: 2**
**Calorías: 309**
Ingredientes

- 1 lata grande de atún (400 gramos / 14 oz)
- 1 cebolla grande cortada
- 1 tomate grande
- 1 taza de cilantro
- 1 lima

Preparación
Paso 1: Preparar previamente - colocar las cebollas cortadas en un tazón y agregar sal generosamente. Cubrir las cebollas con agua y dejar reposar durante unos 30 minutos. (Esto eliminará el sabor fuerte de

las cebollas).

Paso 2: una vez remojadas las cebollas, escurrir y enjuagar con agua limpia.

Paso 3: Picar el cilantro y los tomates y mezclar en un tazón grande junto con las cebollas cortadas.

Paso 4: cortar y exprimir la lima sobre la mezcla de vegetales. (Usar un colador para atrapar cualquier semilla)

Paso 5: abrir la lata de atún, drenar el líquido y agregar el atún a los vegetales.

Paso 6: mezclar la ensalada asegurándose de que el atún se desmenuza y luego servir.

### *Burrito para el Desayuno*

**Porciones: 6**
**Calorías: 197**
Ingredientes

- 1 pimiento mediano cortado (puedes usar la mitad de un rojo y verde)
- ½ taza de cebolla roja cortada
- 3 huevos grandes
- 6 claras de huevo grandes (3/4 para líquido)

- 6 rebanadas de tocino bajo en sodio (cortado y cocido)
- ¾ taza de queso cheddar picante 2% de grasa (rallado)
- 6 tortillas integrales bajas en carbohidratos
- Spray antiadherente de cocción

Preparación

Paso 1: rocíar la sartén con el aceite en aerosol para cocinar y colocar a fuego medio-alto.

Paso 2: colocar los pimientos y cebollas cortados en la sartén y saltear hasta que estén blandos.

Paso 3: reducir el fuego a medio, luego verter los huevos con las verduras y revolver hasta que estén bien revueltos y cocidos.

Paso 4: cubrir la tortilla con ⅓ de taza de la mezcla de huevo seguida de 2 cucharadas de queso y 1 rebanada de tocino (cortado).

Paso 5: enrollar todo y disfrutar con la familia o envolver y guardar en el congelador para otro momento.

**Almuerzos**

*Ensalada Asiática Con Pollo Crujiente*

**Porciones: 6**
**Calorías: 173**
Ingredientes

- 2 filetes de pechuga de pollo, sin piel, cortados en cubos de 1 "
- 1 cucharada de aceite de canola
- 1 cucharada de aceite de sésamo
- 3 tazas de repollo rallado Savoy (rizado), opcional Col China
- 2 tazas de lechuga romana cortada
- 1 zanahoria, pelada, en rodajas
- 2 cucharadas de semillas de sésamo, ligeramente tostadas

Aderezo:

- 2 cucharadas de miel
- 2 cucharaditas de mostaza Dijon
- 1 cucharada de salsa de soja, baja en sodio, opcional Bragg's liquid aminos
- 1 cucharada de vinagre de vino de arroz
- 1 cucharada de jugo de limón recién exprimido

Preparación

Paso 1: colocar una sartén antiadherente seca sobre fuego medio y colocar las semillas de sésamo durante unos 5 minutos o hasta que estén fragantes.

Paso 2: En una sartén mediana colocar aceite de canola y aceite de sésamo, cocinar los cubos de pollo a fuego medio-alto durante unos 10 minutos o hasta que estén cocidos y crujientes.

Paso 3: colocar el pollo, la lechuga, el repollo y las zanahorias cocidos en un tazón y espolvoree con las semillas de sésamo.

Paso 4: mezclar todos los ingredientes del aderezo y batir hasta que todos estén bien combinados.

Paso 5: rociar el aderezo sobre la ensalada y mezclar para combinar.

### *Milanesade pollo con ensalada de rúgula*

**Porciones: 4**
**Calorías: 289**

Ingredientes

- 3 cucharadas de aceite de oliva (y aceite para la parrilla)

- 4 - 6 onzas de pechuga de pollo deshuesada y sin piel
- ½ cucharada de cilantro molido.
- 1 cucharadita de sal kosher.
- ½ cucharadita de pimienta negra.
- 3 cucharadas de jugo de limón fresco.
- 5 onzas (140 g) de rúcula tierna (aproximadamente 6 tazas)
- 4 rábanos, en rodajas
- ½ cebolla roja pequeña (en rodajas)

Preparación

Paso 1: cubrir ligeramente la rejilla de la parrilla con aceite de cocina (consulte las sugerencias en "más información" para saber cómo).

Paso 2: cortarlas pechuga de pollo horizontalmente; abrir y picar a un grosor de ½ pulgada (el pollo se asa mas rápido cuando se parte y machaca)

Paso 3: con ½ cucharada de cilantro, ¼ cucharadita de pimienta y ½ cucharadita de sal sazonar la pechuga de pollo y ase en la parrilla a fuego alto hasta que esté cocida, aproximadamente 3 minutos por cada lado.

Paso 4: en un tazón grande, mezclar la rúgula, los rábanos y la cebolla con del aceite, ½ cucharadita de sal y ¼ cucharadita de pimienta, jugo de limón, combinar.

Paso 5: Servir el pollo en un plato con la ensalada de rúgula.

**Cena**

*Chuletas De Cerdo Asadas Con Salsa De Cilantro*

**Porciones: 6 6 (1 chuleta de cerdo + 1/3 taza de salsa/porción)**

**Calorías: 240**

Ingredients

- 1 ½ tazas de melón cantaloupe en cubos
- 1 taza de tomates cortados
- ½ taza de pimiento verde cortado
- 2 cucharada de limonada descongelada concentrada.
- 2 cucharadas de cilantro picado (fresco)
- 2 cucharadas de cebolla verde cortada.
- ¼ cucharadita de sal
- 6 chuletas de lomo de cerdo con hueso (cada una de aproximadamente 7 onzas)

Preparación

Paso 1: combinar los primeros 3 ingredientes en un tazón.

Paso 2: cubrircon la limonada, el cilantro, las cebollas, la sal y dejar reposar en el refrigerador hasta que esté listo para servir.

Paso 3: Sazonar el cerdo con pimientos y dejar reposar hasta que esté listo.

Paso 4: cubrir ligeramente la rejilla de la parrilla con aceite de cocina (consulte las sugerencias en "más información" para saber cómo).

Paso 5: asar las chuletas de cerdo a fuego medio, tapada, durante aproximadamente 4 a 5 minutos de cada lado o hasta que el termostato indique 145°c (290°F), luego deje que se enfríe.

Paso 3: Servir las chuletas en un plato con la salsa y disfrutar.

### *Lacitos con Pollo y Pesto*

**Porciones: 4**
**Calorías: 539**
Ingredientes

- 8 oz (225g) de pasta de lacitos
- 1/2 taza de agua de pasta reservada
- 1/2 lb. de judías verdes frescas, con los extremos recortados
- 2 tazas de pollo asado preempacado
- 1/2 taza de salsa de pesto baja en grasa

Preparación

Paso 1: preparar la pasta como se indica en las instrucciones del paquete.

Paso 2: reservar media taza de agua de la pasta después de escurrir.

Paso 3: mientras tanto, en una cacerola poco profunda sumergir las judías verdes y cocer al vapor, a fuego medio durante 15 minutos.

Paso 4: mezclar el pesto, la pasta, las judías verdes, el agua de la pasta y el pollo (cortado en trozos pequeños) en un tazón grande y revolver hasta que estén bien mezclados. ¡Servir y disfrutar!

## Capítulo 7: Alcanzando el Objetivo con la Dieta 5:2

El propósito de este libro es proporcionar la información correcta que le guiará a través de la dieta 5:2. Asumiendo que usted tiene un objetivo u objetivos de pérdida de peso que le gustaría alcanzar. La dieta 5:2 le ayudará a lograr esos objetivos brindandole aún más beneficios. El uso de la información provista en el libro hasta ahora definitivamente traerá resultados, pero para maximizar su éxito, he agregado algunos consejos le serán de utilidad en este viaje hacia mas saludable y delgada versión de sí mismo.

### *Consejo # 1 – Decir adiós a la comida chatarra*

¿Cuál es una de las cosas con la que las personas tienen problemas cuando están a dieta? Bueno, realmente puedo decir más de una, pero la tentación es el común denominador en muchas dietas, especialmente al comienzo de las mismas. Es cierto que solo estás haciendo dieta durante 2 días a la semana, pero tener tu chocolate favorito en esos días puede hacer que el día parezca mucho más largo con esa tentación. Ahora, algunas personas pueden decir que las tendré mañana y eliminaré esa tentación, pero si no eres una de esas personas, sugiero que te deshagas de la comida chatarra y rápido.

### Consejo # 2 - Beber mucha agua

Mantenerse hidratado en los días de ayuno es importante y lo ideal es beber más de la recomendación habitual de 8 vasos. ¿Por qué? En los días de ayuno, no hay duda de que va a sentir hambre y tomar mucha agua puede reducir la molesta sensación que pueda experimentar. Este truco se utiliza en muchas otras dietas. También a veces, dependiendo de sus hábitos alimenticios, su cerebro confundirá el hambre con sed cuando todo lo que necesita hacer es beber más agua. El consumo de más agua en los días de ayuno le dará la impresión de que está lleno y le hará manejar estos días más fácilmente de lo normal.

## *Consejo # 3 - Estar ocupado en días de ayuno*

No es ningún secreto que las personas tienden a comer mas cuando están aburridas o simplemente están desocupadas, por lo que debe tratar de evitar todo lo posible el ocio en los días de ayuno. Estar ocupado en los días de ayuno actuará como una distracción y el día pasará mucho más rápido. Si hay días en la semana en los que está más ocupado que otros, intente programarlos como sus días de ayuno para ver cómo le va. Por lo que he visto y experimentado por mí mismo, un día de ayuno ocupado es un día de ayuno bien manejado.

## *Consejo # 4 - Aprender a contar las Calorías*

La base de esta dieta es que en los días de ayuno limita su ingesta de calorías a no más de 500 calorías y para ello debe tener en cuenta lo que ingiere. En los Capítulos anteriores tiene recetas realmente geniales que pueden simplificarlo, así como otras sugerencias de alimentos que lo pueden guiar. Sin embargo, si estás buscando formas de calcular la ingesta de calorías, hay muchas opciones en línea, algunas de las cuales son mi contador de caloríasyel rey de las calorías.

## Consejo # 5 - Planifique con anticipación

Antes de que comience su día de ayuno, debe tener al menos una idea de lo que va a comer y cuándo durante el día. Esto lo hace menos confuso y más claro para usted. No creo que quiera estar en la nevera preguntándose qué debo preparar cuando ya tiene hambre, ¿verdad? Un día bien planificado hará que la experiencia sea más fácil y menos frustrante.

## Capítulo 8: Preguntas frecuentes

P. ¿En qué días de la semana debo programar mis días de ayuno?

2. En el libro mencionamos que los días de ayuno no deberían ser consecutivos, pero la razón principal para eso es poder acostumbrarse a la dieta y no colocar demasiado estress en el cuerpo al principio. Si es consecutivo o no consecutivo no importa, pero la mayoría prefiere no consecutivos. Por ejemplo Lunes y jueves.

P. ¿Puedo hacer ejercicio en un día de ayuno?

1. Estudios realizados han demostrado que las personas que hacen ejercicio en los días de ayuno tienden a quemar más grasa de lo habitual, por lo que puede hacerlo si está interesado. Sin embargo, no se deben intentar entrenamientos intensos y, si por alguna razón te sientes incómodo durante el ejercicio, detente de inmediato.

P. ¿El ayuno tiene efectos secundarios?

2. Los efectos secundarios que se experimentan durante el ayuno son de esperarse, como lo es el sentirse con hambre y eso es solo lo intenta por primera vez. Algunos han informado que sufren dolores de cabeza y algunas veces están estreñidas, pero creo que eso puede deberse a la falta de agua durante los días de ayuno.

P. ¿Qué hago después de haber alcanzado mi meta del peso ideal?

1. La dieta 5: 2 no es algo que haga una vez y vuelva a sus viejos hábitos, para la mayoría es una forma de vida y si ha alcanzado su meta y se siente cómodo, no hay problema. Para mantener su peso, todo lo que tiene que hacer es reducir sus días de ayuno a solo uno por semana. De esa manera, se mantiene el peso y la salud.

P. ¿Qué debo hacer si no estoy perdiendo peso?

9. Si no se está perdiendo peso hay que cambiar el patrón. Intente con 4:3 en lugar de 5:2 y observe cómo funciona

para usted. En otros casos, las personas podrían estar devolviendo lo que perdieron en los 5 días de no ayunar, así que vigile lo que come en los días sin ayuno. Intente cambiar los alimentos no tan saludables por los saludables..

## Conclusión

¡Lo logramos!

Has leído todo el libro y te aplaudo por eso. Ahora estás equipado con la plataforma de información completa para comenzar en este viaje de éxito. En este libro se presentó todo lo que necesita, desde lo básico sobre la dieta 5:2 hasta las diversas recetas que lo ayudarán a entender. Úsalo ahora y toma acción. No seas los que no toman medidas al no actuar de acuerdo con ningún plan o instrucciones. Permita que las personas pregunten por qué se ve tan bien y confíe en decirles que USTED lo hizo posible porque quería un cambio y estaba comprometido con una nueva forma de vida. Cuando se trata de su salud, conviértalo en una prioridad y cambie su vida.

# Parte 2

## Introducción

¡La dieta 5:2 puede revolucionar tu manera de pensar sobre la pérdida de peso y los regímenes alimenticios!

Al contrario de la creencia popular, hacer seis comidas pequeñas al día puede ser más perjudicial que de ayuda, de acuerdo con el fundador de la dieta 5:2, el Dr. Michel Mosley.

La dieta 5:2 se enfoca en el ayuno intermitente como vehículo para la pérdida de peso y para aumentar la longevidad. Puedes comer todo lo que quieras cinco días a la semana y en dos días no consecutivos hacer un ayudo modificado, reduciendo tu ingesta de calorías a un cuarto de las que normalmente consumes.

Aunque la dieta en sí es relativamente nueva, el concepto de ayuno ya tiene cerca de 20 años de investigación. La dieta 5:2 nos enseña que si permites a tu cuerpo descansar y dejar de comer por mas de 6-8 horas, comenzará a repararse a sí mismo y, del mismo modo, activará mecanismos de quema de grasa que te ayudarán a perder peso.

La investigación científica que se ha hecho sobre el ayuno intermitente ha revelado resultados extraordinarios relacionados con una expectativa de vida mayor, una mejor salud y mayor pérdida de peso. En la actualidad, los científicos continúan investigando los beneficios del ayuno intermitente para la pérdida de peso, prevención de enfermedades y mayor longevidad.

Este libro va a enseñarte los pros y contras de la dieta 5:2: ¿Qué es? ¿Porqué la crearon? ¿Cómo puedes adecuarla de manera exitosa a tu vida? ¿Cómo perder peso y mantenerte saludable? Y ¿Cómo mantener tu peso ideal y una excelente salud? También incluye recetas sencillas y rápidas de 30 MINUTOS para hacer tus días de ayuno más sencillos.

## Capítulo 1 - ¿Qué es la Dieta 5:2?

La dieta 5:2 o dieta del ayuno es un acercamiento único al régimen alimenticio que emplea el ayuno intermitente para promover la pérdida de peso y una buena salud. Se popularizó en 2012 por el Dr. Michael Mosley, un periodista, productor y presentador de la televisión británica.

A pesar de que la dieta 5:2 es relativamente nueva, el concepto de ayuno y el estudio de sus beneficios en el cuerpo humano no lo son. Algunos de los más importantes científicos del mundo han estudiado los enormes beneficios del ayuno a la salud por más de 20 años.

La dieta 5:2 es única, ya que desafía nuestro entendimiento sobre cuál es la manera correcta de llevar un régimen alimenticio. Es muy común, para mantener un estilo de vida saludable y para perder peso de la manera correcta, comer regularmente (seis pequeñas comidas al día), evitar estar hambriento, consumir alimentos bajos en grasa y hacer mínimo 30 minutos de ejercicio al día.

*Por otro lado, la dieta 5:2 dice que:*

*Ayuna dos días no consecutivos de la semana, disminuyendo la ingesta de calorías a cerca de un cuarto de la cantidad normal que consumes (500 calorías para mujeres, 600 calorías para hombres).

*Come lo que quieras 5 días a la semana.

*Realiza ejercicios de alta intensidad durante 10 minutos, tres veces a la semana, así como algo de entrenamiento con pesas.

**¿Porqué funciona la dieta 5:2?**

*El cuerpo humano está diseñado para ayunar.*

Los seres humanos evolucionaron cuando el ayuno y la hambruna eran lo de costumbre, Hace miles de años, comer tres o cuatro veces al día era algo que nunca se veía. En ese entonces, la gente mataba algo, se lo comía y no volvía a comer hasta que iban a cazar su siguiente comida.

Este periodo intermedio sin comer causaba que el cuerpo se estresara a nivel celular, pero era un tipo de estrés beneficioso que, de hecho, hacía que el cuerpo entrara en un modo de reparación y mantenimiento que lo volvía más saludable y fuerte. Para la ciencia, esto se conoce como hormesis.

Este proceso es similar a lo que pasa cuando haces ejercicio. Los músculos se desgarran y estresan cuando te ejercitas, pero cuando te recuperas, te recuperas mucho más fuerte que antes de que empezarás tu ejercicio.

*Consumes menos calorías*

La dieta 5:2 funciona ya que consumes solo un cuarto de tu ingesta regular diaria de calorías dos días a la semana. De acuerdo con la física, esto significa que perderías cerca de una libra de grasa a la semana.

Normalmente, parecerá que has perdido más que eso porque también perderás agua al principio. Mientras continúes con la dieta 5:2, puedes esperar seguir perdiendo alrededor de una libra de grasa a la semana sin perder musculatura.

*No es tu típica "dieta"*

La dieta 5:2 funciona porque no involucra el miedo usual a la dietas al saber que no podrás comer lo que realmente quieres.

Debido a que la dieta 5:2 te permite comer

esa barra de chocolate si realmente quieres hacerlo, en realidad aprendes de tus tentaciones. Además, aprender a comer excelentes fuentes de proteína y vegetales en días de ayuno puede ayudarte a desear alimentos saludables más a menudo.

*Rutinas de ejercicio más intensas maximizan tus esfuerzos*

La efectividad de las rutinas de ejercicio intensas es un nuevo campo de estudio en desarrollo. Los científicos están cambiando la perspectiva actual del ejercicio, probando que solo con diez minutos de rutinas de alta intensidad, tres veces a la semana puede hacer una enorme diferencia.

Combinar un entrenamiento de alta intensidad con la dieta 5:2 y entrenamiento de pesas impulsará tus esfuerzos.

*No hay nada complicado en ello*

La dieta 5:2 es un plan sencillo y fácil de implementar que no involucra reglas incómodas y prolongadas, conteo calórico monótono o privación.

*Es un estilo de vida*

La dieta 5:2 te ayudará a perder peso, pero los beneficios a largo plazo harán que quieras quedarte en ella. La dieta 5:2 disminuye el riesgo de un número de enfermedades incluyendo, problemas del corazón, cáncer y diabetes.

## Capítulo 2-¿Porqué fue creada la dieta 5:2?

El Dr. Michael Mosley, un británico (no ejerciente) físico general, fue el creador de la dieta 5:2. Originalmente Mosley estudió medicina con la intención de convertirse en psiquiatra, pero cerca de la graduación cambió su enfoque hacia la televisión.

Entonces produjo varios programas sobre ciencia para la BBC que trataban un amplio rango de temas, desde la neurociencia hasta la pérdida de peso. Mosley es bien conocido por sus programas que se enfocan en la medicina y biología, particularmente por su serie sobre en el funcionamiento del cuerpo humano, *dentro del cuerpo humano.*

En 1995, la Asociación Médica Británica nombró al Dr. Michael Mosley Periodista Médico del Año.

En el 2012, el Dr. Mosley apareció en el documental de la BBC 2 Horizon *Come, ayuna y vive más*, el cual tuvo una enorme respuesta a nivel mundial. Después de ese año a él se le dio el crédito por popularizar la dieta 5:2.

**¿Porqué el Dr. Mosley creó la dieta 5:2?**

Dos años antes de la popularización de la dieta 5:2, Mosley fue a ver a su doctor para un chequeo de rutina e inesperadamente lo diagnosticaron con diabetes, debido al extremadamente alto nivel de azúcar en su sangre. También le dijeron que sus niveles de colesterol eran muy altos y que tenía síndrome metabólico.

Aunque por fuera no parecía sufrir de sobrepeso, era obeso por dentro, por la grasa visceral. La grasa visceral se acumula en la cavidad abdominal (estómago) alrededor de órganos internos importantes como el páncreas, hígado e intestinos. Puede incrementar gravemente el desarrollo de enfermedades cardiacas y diabetes.

El doctor de Mosley quería que comenzará a tomar medicamentos para tratar su enfermedad, pero Mosley se negó porque estaba interesado en ver si había una manera de curar su condición de forma natural. Poco después de que comenzar ainvestigar métodos alternativos para curarse, se topó con el concepto de ayuno intermitente.

Con gran interés en la auto experimentación y en probar los métodos de dietas que parecían estar fuera de lugar, él y el editor de la parte científica de la BBCHorizon acordaron hacer un filme, en el que probarían el ayuno intermitente en él mismo para ver si podría mejorar su salud.

Al principio intentó con los consejos regulares sobre dieta que le enseñaron cuando estudiaba medicina, pero no tuvieron un impacto significativo en su salud. Entonces empezó una dieta de restricción calórica que involucraba ingerir una pequeña porción de calorías cada día. Personalmente, este plan le resultó muy difícil y casi imposible de mantener.

Entonces comenzó con el ayuno intermitente y empezó a explorar varios métodos para llevarlo a cabo. Algunos de ellos involucraban ayunar 24 horas o más. Otros, implicaban ingerir una comida baja en calorías cada dos días.

Mosley encontró que la mayoría de los

métodos de ayuno intermitente eran muy difíciles de seguir física, psicológica y socialmente, así que se decidió a concebir su propio método de ayuno intermitente.

La *dieta de ayuno 5:2* que Mosley desarrolló se basa en un numero de distintos métodos de ayuno intermitente.

Eligió ayunar en lunes o jueves porque se inspiró del profeta Mohammed quien le dijo a sus seguidores que no solo ayunaran mensualmente por el Ramadán, sino que también disminuyeran su ingesta de calorías por dos días a la semana, específicamente lunes y jueves.

Se apegó a lo que definió como dieta 5:2 por cerca de 3 meses y perdió alrededor de 20 libras de grasa. Su grasa corporal bajo del 28% al 20%, la glucosa en su sangre volvió a niveles normales, su colesterol bajó y la presión sanguínea mejoró.

Su programa *Come, ayuna, vive más* que documentó sus experiencias mientras cambiaba su salud se trasmitió en el verano de 2012. Fue extremadamente bien recibido e inmediatamente comenzó a popularizarse la dieta 5:2 en todo el mundo.

## Capítulo 3 -¿Porqué el ayuno es tan efectivo para la pérdida de peso?

EL Dr. Mosley se ha puesto el ambicioso objetivo de vivir más años permaneciendo joven y manteniendo un peso saludable. Cree que el ayuno es la clave para lograrlo. Pero ¿por qué ayunar?

Los científicos han estado estudiando el envejecimiento y la longevidad por décadas. En los Estados Unidos, su investigación ha relacionado la longevidad con los alimentos. Lo que es particularmente interesante es que han descubierto que no solo se trata sobre lo que comes, sino cuando comes también.

Durante los años más fuertes de la depresión entre 1929 y 1933, el alimento era extremadamente escaso. Se esperaba que la expectativa de vida disminuyera como resultado de la falta de alimento, pero no fue así. Sorpresivamente, la expectativa de vida se incrementó 6 años durante ese periodo.

En los 30s, nutricionistas de la Universidad Cornell estudiaron los efectos del ayuno en animales. Descubrieron que reduciendo significativamente la cantidad de alimentos que tenían permitido comer, fueron capaces de vivir mucho más tiempo.

Entonces, ¿podría esto ser verdad también para los humanos?

**¿Por qué funciona la restricción calórica?**

Hoy en día, ocho años después, la ciencia finalmente comienza a revelar pruebas convincentes de que existe una fuerte correlación entre el ayuno y la longevidad. Los científicos apenas están comenzando a entender que tan poderoso puede ser el ayuno.

El Dr. Luigi Fontana, un profesor investigador de medicina en la Universidad de Washington ha pasado cerca de 10 años estudiando un grupo de personas a las que se refiere como **CRON**ies(por sus siglas en inglés) o lo que se puede traducir como Restricción Calórica con Nutrición Optima, quienes restringen duramente su ingesta de calorías diariamente. Y, ha descubierto que estas personas son extremadamente saludables, delgados y viven más que el promedio de las personas.

El objetivo del Dr. Fontana es entender como puede la gente vivir más sin desarrollar enfermedades que amenacen su vida, como cáncer, enfermedades del corazón, diabetes, etc. Él ha declarado que "La restricción calórica sin una malnutrición es extremadamente poderosa porque puede detener el envejecimiento y prevenir muchas enfermedades crónicas".

La investigación del Dr. Fontana en organismos desde hongos hasta monos ha probado que una reducción del 25-30 por ciento podría incrementar la esperanza de vida en un 50 por ciento y prevenir enfermedades.

De acuerdo con Joseph Cordell, un entusiasta del grupo de los CRONies, la restricción calórica funciona porque tu cuerpo no tiene que trabajar tanto cuando comes menos. Cuando le das menos alimento a tu cuerpo, rápidamente reconoce que los recursos son bajos y por lo tanto reasigna la energía de otras áreas hacia la supervivencia…. lo que es, contrario a la creencia popular, algo beneficioso.

Cando alguien comienza una <u>dieta de restricción calórica</u>, el Dr. Luigi Fontana comienza por reducir lentamente su ingesta de calorías de un 5 a un 10 por ciento. Le hace ver al paciente que lo que come es muy importante y le instruye para que obtenga la mayoría de sus calorías de vegetales, frutas, plantas y nueces.

La restricción calórica permite que tu cuerpo trabaje de forma más eficiente. No empuja al cuerpo a trabajar más duro de lo que tiene que hacerlo. El Dr. Fontana dice que esta es la clave del porqué los animales que llevan una dieta de restricción calórica viven más tiempo.

**Ayuno y pérdida de peso**

*No solo es sobre lo que comes, sino sobre cuando comes*

El ayuno intermitente se trata sobre organizar en qué momento comes tus alimentos para permitirte hacer periodos de ayuno. A tu cuerpo le toma alrededor de 6-8 horas metabolizar los depósitos de glucógeno. Solo es después de ese periodo de tiempo que tu cuerpo comienza la quema de grasa. Si sigues comiendo bocadillos durante ese periodo de tiempo, el glucógeno se mantiene reabastecido. Eso hace que sea difícil para tu cuerpo quemar la grasa, porque permanece en un ciclo constante de crearla y almacenarla.

A la fecha, uno de los mejores estudios que apoya los beneficios del ayuno intermitentese publicó en 2012 por el biólogo Satchidananda Panda y sus compañeros investigadores en el Laboratorio de Biología Reguladora de Salk.

Ellos tomaron dos grupos de ratones y alimentaron cada grupo con una dieta alta en calorías y grasas. La única diferencia entre cada grupo era en que momento se les permitía comer. A un grupo se le permitió probar comida todo el día y toda la noche. El otro grupo solo se le permitió comer durante un periodo de ocho horas en la noche.

Los resultados del estudio mostraron que ambos grupos de ratones consumieron la misma cantidad de calorías pero el grupo al que se le había limitado el acceso al alimento permaneció delgado y saludable y no mostró signos de inflamación crónica o niveles altos de azúcar en la sangre, mientras que el grupo que tuvo acceso ilimitado al alimento ganó mucho peso y desarrollaron muchos problemas de salud, como colesterol alto, hígado graso, niveles altos de azúcar en la sangre y problemas metabólicos.

Lo que significa para los humanos que tu cuerpo se puede beneficiar de tomarse un descanso y no comer. Comer de forma constante puede provocar el aumento de peso y agotamiento metabólico. Los investigadores sugieren que incluso el tener comidas regulares sin picotear entre ellas puede ayudar a prevenir enfermedades metabólicas y aumento de peso. Concluyeron su estudio con la premisa de que "La restricción de alimento por un periodo de tiempo es una estrategia no farmacológica contra la obesidad y enfermedades asociadas a ella".

**La idea equivocada más común sobre ayuno y pérdida de peso**

Pregunta a cualquier entrenador fitness, doctor o quien sea que trabaje en la industria de la salud cuál es la forma óptima de comer para perder peso y todos te dirán que comer tres veces al día e ingerir pequeños refrigerios entre comidas. Probablemente también te advertirán que no permitas quedarte hambriento porque el hambre pondrá a tu cuerpo en un estado de inanición y harás que almacene grasa.

La industria de los bocadillos, la comunidad médica y las dietas de moda defienden la idea de comer frecuentemente y no dejarte sentir hambre. La razón detrás de esto es que si no permites sentirte hambriento entonces habrá menos posibilidades de que te excedas comiendo debido al deseo intenso de satisfacer tu hambre.

Sin embargo, el problema con esto es que, para muchos, comer refrigerios constantes en realidad hace que coman en exceso.

El ayuno parece ser muy radical y fuera de este mundo que esta casado con la idea de comer regularmente para evitar el hambre. La dieta 5:2 considera a nuestros ancestros como prueba de que el ayuno complementa las funciones naturales del cuerpo humano. Nuestros antepasados no comían de forma regular. Ellos cazaban, mataban, comían y entonces tenían un periodo de escasez antes de comer nuevamente.

La razón de que nuestros cuerpos reaccionen bien al ayuno intermitente es porque evolucionamos y nos adaptamos a miles de años de festines y hambrunas. Nuestros cuerpos trabajan mejor con lo que están más familiarizados.

Al igual que los ratones en el experimento del laboratorio de Salk, que estaban en régimen de festines y de hambruna, se mantuvieron delgados, nosotros también podemos mantenernos delgados con una alimentación restringida a cierto tiempo.

**Ayuno y longevidad**

El Dr. Michael Mosley dijo que "El ayuno no es sobre tratar de vivir 140 años, sino sobre mantenerse saludable tanto como puedas".

La investigación científica mostró una

correlación significativa entre el ayuno y la longevidad. La mayoría de las investigaciones se han llevado a cabo en animales, pero también se han hecho estudios recientes en humanos. Es un campo de estudio en crecimiento mientras los científicos sigan estudiando los efectos del ayuno en el envejecimiento y la longevidad en las personas.

**Los beneficios del ayuno y longevidad basados en estudios científicos**

*Disminuye los niveles de IGF-1 y ayuda a la reparación celular*

IGF-1 significa, por sus siglas en inglés **I**nsulin-like**G**rowth**F**actor (Factor de Crecimiento Insulinoide). Cuando tiene niveles altos de IGF-1, una proteína que produce el hígado, entonces tienes un gran riesgo de desarrollar muchas enfermedades relacionadas con la edad como cáncer de próstata, mama y colorrectal. Bajos niveles de IGF-1 reducen esos riesgos.

Los científicos han aprendido por sus estudios en ratones que una dieta de restricción calórica provoca que los niveles de IGF-1 disminuyan y se mantengan bajos incluso después de que pusieron a los ratones de nuevo en una dieta normal.

El profesor Valter Longo es un experto en envejecimiento y estudia los mecanismos que lo controlan. Uno de sus estudios sobre ayuno y longevidad involucró dos ratones. Uno era grande y tenía niveles normales de crecimiento de la hormona IGF-1 y el otro ratón era pequeño y genéticamente modificado para tener niveles muy bajos de IGF-1. El ratón grande tuvo una expectativa de vida de 2 años mientras que el pequeño tuvo una expectativa de vida de alrededor de un 40% mayor.

En términos humanos eso podría significar que el ratón pequeño vivió 30-40 años más que el ratón grande.

No solo el ratón pequeño vivió más, sino que también tuvo una vida más saludable casi sin riesgo de cáncer o diabetes. Pero ¿Por qué pasó esto?

IGF-1 hace que las células se dividan constantemente. Cuando la IGF-1 baja sus niveles, el cuerpo ralentiza la producción de nuevas células y se enfoca en reparar las existentes. Por lo tanto, es más probable que se repare el daño al ADN. Por eso los ratones no fueron propensos a las enfermedades relacionadas con la edad.

Longo ha descubierto que comer mucha proteína provoca que las células se bloqueen en modo "impulsado" donde las células crecen demasiado rápido para que el daño se repare de manera eficiente.

Para bajar los niveles de IGF-1 puedes comer menos y consumir menos proteína, pero normalmente eso no es suficiente. Otra manera más efectiva para bajar los niveles de IGF-1 es a través de ayuno. Episodios regulares de ayuno pueden bajar de forma exitosa los niveles de IGF-1.

En el caso del Dr. Mosley, un ayuno de 3 días y 4 noches redujo sus niveles de IGF-1 en un 50%.

*El ayuno permite descansar al páncreas*

Cuando le permites descansar a tu páncreas, maximiza su eficiencia de la insulina que produce en respuesta a los altos niveles de glucosa en la sangre.

Cuando se inicia un incremento de la sensibilidad a la insulina, se reducirá el riesgo de sufrir diabetes, obesidad, enfermedades del corazón y desórdenes cognitivos.

*El ayuno retrasa el inicio del Alzheimer, demencia y pérdida de memoria*

El profesor Mark Mattson del Instituto Nacional sobre Envejecimiento es un líder experto en el envejecimiento del cerebro. Dirigió un estudio en ratones donde los puso en una dieta de hambruna y ayuno, la cual llamó restricción intermitente de energía Descubrió que los ratones vivieron mucho más, un equivalente de alrededor de 30 años en humanos, antes de experimentar problemas de memoria.

Cuando examinó los cerebros de los ratones en ayuno, encontró que se habían formado un tipo de nuevas células, lo que sugería que los períodos de ayuno desencadenaban el crecimiento de nuevas neuronas.

De acuerdo con la investigación de Mattson, el ayuno estresa al cerebro de una forma muy similar a la que el ejercicio estresa al cuerpo. El ejercicio vuelve más fuerte al cuerpo por medio del estrés que le provoca. El ayuno vuelve al cerebro más fuerte debido al estrés que le provoca, permitiendo así, que permanezca en forma por más tiempo.

Estos solo son algunos ejemplos de cómo la investigación científica ha comenzado a descubrir los beneficios del ayuno en la longevidad. Las pruebas científicas también mostraron una correlación positiva entre el ayuno y la inflamación crónica, asma, regeneración de células madre, eczemas y otras enfermedades.

*El ayuno intermitente ayuda a oxidar grasa*

La oxidación de la grasa es el proceso mediante el que nuestro cuerpo almacena grasa y la usa como energía o aislamiento térmico. Las grasas o lípidos se almacenan en grandes moléculas y después se usan como energía. Cuando incorporamos el ayuno intermitente, estamos incrementando nuestros factores de metabolismo mientras reducimos el riesgo de obesidad y mejoramos nuestra resistencia a la insulina. También existen pruebas que muestran que beber té verde puede incrementar nuestra reacción metabólica y ayudar a nuestros cuerpos a luchar en contra del exceso de grasa.

*El ayuno intermitente mejora nuestra salud en general y previene enfermedades*

El ayuno intermitente puede ayudarte a reducir tu peso corporal y mejorar los niveles de colesterol y triglicéridos. También puede prevenir cáncer, diabetes, enfermedades del corazón, presión arterial alta, inflamación crónica y derrames cerebrales.

## Capítulo 4-¿Cómo funciona la Dieta 5:2?

La dieta 5:2 es de restricción calórica e incluye un ayuno intermitente y modificado. Cinco días a la semana puedes comer lo que quieras (días de alimentación) y por dos días haces un ayuno modificado (días de ayuno). Los dos días de ayuno modificado no se deben ser consecutivos.

*Nota:* Si quieres comprometerte con la dieta 5:2, asegúrate de visitar primero a tu doctor porque hay algunas personas a las que el ayuno les puede perjudicar; como a las mujeres embarazadas, personas con problemas en su sistema inmunológico, aquellos ya están bajos de peso, niños, adolescentes y gente con antecedentes de desórdenes alimenticios. La gente que padece de diabetes tipo 2 también debería consultar a su doctor, ya que la dieta 5:2 puede ayudarles, pero debe hacerse bajo supervisión médica.

**Días de ayuno**

Antes de que comiences con la dieta 5:2 necesitas decidir cuales serán tus días no consecutivos que quieres designar como días de ayuno. Estos días incluirás un ayuno modificado donde reducirás tu ingesta de calorías a alrededor de un cuarto de las que consumes normalmente en un día.

*Las mujeres tienen permitido consumir 500 calorías en días de ayuno*

*Los hombres tienen permitido consumir 600 calorías en días de ayuno*

El Dr. Michael Mosley eligió ayunar en lunes y jueves. Estratégicamente eligió días entre semana en que tenía menos posibilidades de pensar en comida,

En sus días de ayuno, normalmente dividía sus calorías permitidas entre el desayuno y la cena. Desayunaba alrededor de las 7:30 am, un par de huevos revueltos y una rebanada de jamón, cerca de 300 calorías.

A lo largo del día bebía mucha agua, té y café negros hasta la noche.

A las 7:30pm comía otras 300 calorías que consistían en muchos vegetales frescos y una rebanada de salmón. Al hacerun ayuno modificado, permitía que su cuerpo tuviera aproximadamente dos periodos de ayuno de 12 horas en un día de 24 horas.

Según Mosley, está es la forma más sencilla y adecuada de hacer ayuno modificado en tus días de ayuno.

Puedes ajustar tus comidas en estos díasa lo que te funcione mejor de acuerdo con tu horario, pero hay estudios que han demostrado que un periodo de ayuno más prolongado puede ser más efectivo que dividir tus 500 o 600 calorías en un par de comidas y pequeños refrigerios entre ellas.

_Nota:_Ayunar por periodos prolongados de tiempo (más de 12-14 horas) puede ser perjudicial para tu salud y solo debería hacerse bajo supervisión médica. Pequeñas ráfagas de ayuno intermitente, como las sugiere la dieta 5:2 son ideales y, de hecho, complementan tu salud. Ten cuidado de no sobrepasarte con el ayuno. Solo haz lo recomendado en la dieta 5:2.

**Días de alimentación**

Durante cinco días de la dieta tienes permitido comer lo que quieras. Aquí es donde la mayoría de las personas comienzan a cuestionarse la efectividad de la dieta 5:2. ¿Por qué? Porque no parece razonable que puedas comer lo que quieras y aun así perder peso, ¿no?

La Dr. Krista Varady, profesora asociada de nutrición en la Universidad de Illinois ha realizado algunas investigaciones sobre días de ayuno alternados en humanos. Su método de días de ayuno alternados consiste en un día de ayuno, uno de alimentación, uno de ayuno y otro de alimentación. Los días de ayuno sugieren consumir una dieta de 500 calorías (600 calorías para hombres) cada dos días a la semana.

Gracias a su investigación ha encontrado que tan pronto como te apegues a las calorías recomendadas en los días de ayuno, puedes literalmente comer cualquier cosa que quieras los días de alimentación.

En uno de sus estudios compara dos grupos de personas en el método de días de ayuno alternados. Un grupo comía alimentos altos en grasas en los días de alimentación y el otro grupo comía alimentos bajos en grasas en sus días de alimentación. Ella esperaba ver mejorar resultados en la salud de la gente que comió alimentos bajos en grasas, pero sorpresivamente observó la misma disminución en LDL colesterol (colesterol malo), triglicéridos y presión sanguínea en ambos grupos. Esto quiere decir que, en términos de riesgo de sufrir enfermedades cardiovasculares, no importa si comes alimentos altos o bajos en grasas.

Otro hecho que sorprendió a Varady sobre el estudio fue que después de los días de ayuno la gente rara vez se sobrepasaba en sus días de alimentación.

Mi cuenta calórica diaria.

**Capítulo 5 -¿Qué comer en días de ayuno?**

Cuando estés pensando en qué comer en los días de ayuno hay dos cosas clave que querrás recordar:

*Elige alimentos que se mantengan dentro de 500 o 600 calorías asignadas*

*Elige alimentos que te mantengan satisfecho por más tiempo*

Alimentos con un bajo índice glucémico te ayudarán a mantener un conteo bajo de calorías en los días de ayuno y los alimentos que contengan algo de proteína te ayudarán a sentirte satisfecho por más tiempo.

**¿Cómo funciona el índice glucémico?**

Los carbohidratos no están restringidos en la dieta 5:2, pero si consumes los equivocados harás que tu nivel de azúcar en la sangre incremente y te sentirás hambriento muy rápido.

Para determinar qué carbohidratos no son adecuados es bueno mirar el índice glucémico. Los alimentos en el índice glucémico solo se relacionan con los carbohidratos. No existe relación con la proteína o grasas.

En el índice glucémico (IG) cada alimentos recibe una puntuación de 100. Una puntuaciónbaja significa que ese alimento en particular no causará un incremento en el azúcar de la sangre.

La cantidad que comas de cierto tipo de alimento determinará la cantidad de glucosa que obtengas de ese alimento. Por esta razón, también existe otro tipo de medición llamada carga glucémica (CG).

Normalmente querrás evitar alimentos que tengan un índice glucémico arriba de 50 o una carga glucémica arriba de 20.

Aquí hay un link para una tabla del índice y carga glucémicos en línea.

Tabla de IG y CG

*Algunas sugerencias:*

Elige pescado y pollo. Limita las carnes rojas.

Elige atún, camarones, tofu y otra proteína vegetal.

Elige nueces, semillas, legumbres.

Elige huevos. Siempre son una gran elección.

Elige verduras de hoja verde y muchos vegetales con bajo IG.

## Capítulo 6 –Once consejos rápidos que te ayudarán a tener éxito con la dieta 5:2

Estos once consejos rápidos te ayudarán a maximizar tu pérdida de peso y tus esfuerzos de ayuno en la dieta 5:2. Si eres cuidadoso en apegarte a lo que se recomienda en la dieta 5:2 así como en tu régimen de alimentos en los días de ayuno, deberías comenzar a ver resultados.

_Nota:_El Dr. Michael Mosley dijo "aunque la dieta 5:2 ha funcionado para mí, eso no significa que funcionará para todos. Necesitan hacerse más estudios en humanos para probar su efectividad".

Sin embargo, los estudios en animales y humanos han mostrado resultados muy positivos sobre el ayuno, pérdida de peso y longevidad, pero la investigación aún está en etapas muy tempranas. La ciencia necesitará seguir estudiando los efectos del ayuno en humanos para probar de manera sólida su efectividad.

## Consejo 1 –Registra tu peso actual y tu IMC

_Peso_

Consigue una libreta y registra tu viaje a través de la 5:2. Primero, registra tu peso actual. Si no tienes una báscula digital, consigue una. Necesitas ver las libras y onzas cuando te peses tú mismo.

Durante la dieta, pésate una vez a la semana en la mañana después de tu día de ayuno. No comas nada antes de que te peses. Mantén el registro de tu peso en la libreta. Trata de no obsesionarte con el número. Puedes haber perdido algunas onzas una semana y entonces solo una o dos la siguiente. No le des tanta importancia. Solo registra el número y mantente firme en la dieta.

También te puede ser de ayuda registrar lo que comes en los días de ayuno. Anotar lo que comes y tener un registro visual de tu apego a las calorías asignadas en tus días de ayuno puede ser muy motivador. Incluso puedes recompensarte con una estampa por tus días de ayuno exitosos.

*IMC*

El Índice de **M**asa **C**orporal toma tu peso y altura para medir tu grasa corporal con relación a ellos.

El Instituto Nacional de Corazón, los Pulmones y la Sangre tiene una útil calculadora de IMC en línea que puedes usar para medir tu índice de masa corporal. Puedes ingresar aquí:

Calculadora del índice de Masa Corporal

La calculadora de IMC no toma en cuenta la edad o el tipo de cuerpo, así que si quieres saber cual es tu IMC ideal debes ir con tu doctor o tu entrenador. También puedes darte una idea de tu IMC ideal en este sitio web:

Mi IMC ideal

**Consejo 2 – Elimina la comida chatarra**

Antes de que empieces la dieta 5:2, elimina cualquier tipo de comida que pueda hacer tus días de ayuno más difíciles de lo que necesitan ser. Es verdad que puedes comer lo que quieras durante cinco días a la semana, pero seamos honestos, si estás tratando de ayunar, ¿no será un poco más difícil si sabes que hay un montón de golosinas en el cuarto de al lado que te están tentando?

Para algunos, esto no será un problema porque estarán bien sabiendo que podrán comer golosinas mañana, después de su día de ayuno. Si no estás contento con esto, elimina la comida chatarra para que no vayas a caer en la tentación.

## Consejo 3 – Aprende a contar calorías

Lo grandioso de la dieta 5:2 es que no necesitas contar calorías a diario, solo dos días a la semana en tus días de ayuno si quieres.

Esta calculadora puede ayudarte con tu ingesta de calorías en los días de ayuno: Calculadora de calorías

Puedes hacer las cosas más sencillas si consigues el libro de cocina para la dieta 5:2 que tiene recetas de menos de 500 calorías para ti. De esa manera no tendrás que contar calorías del todo. Mi libro de cocina dieta de ayuno 5:2 puede ayudarte con eso. La información nutrimental está incluida con cada receta.

## Consejo 4 – Planea tus alimentos para el día de ayuno

La dieta 5:2 requiere que seas organizado respecto a tus días de ayuno. Necesitarás planear lo que vas a comer antes de que llegué ese día. Si no tienes un libro de recetas de la dieta 5:2 entonces tendrás que contar las calorías de lo que sea que planees comer, de tal forma que permanezcas dentro de tu límite de calorías. Si dejas esta tarea para el día de tu ayuno, fácilmente puedes comer de más de lo que está permitido simplemente porque eres propenso a comer lo que sea que pongan frente a ti. Para estar seguro, prepárate con anticipación.

**Consejo 5 – Haz una lista de alimentos bajos en calorías y ponla en tu refrigerador**

Haz una lista de alimentos que tengan menos de 100, menos de 50 y menos de 25 calorías. Pega la lista en tu refrigerador, de tal modo que, si te quedas corto con tus calorías en tu día de ayuno, puedes ir a la lista y elegir un alimento bajo en calorías que te permita seguir dentro de tu cuenta calórica diaria.

**Consejo 6 – Bebe mucha agua**

Convierte el agua en tu mejor amiga en los días de ayuno. Beber mucha agua y mantenerse hidratado en importante en cualquier dieta. El agua puede ayudar a disminuir el hambre ya que te da la impresión de estar lleno. También puede ayudar a prevenir mareos en tus días de ayuno.

## Consejo 7 – Que tus días mas ocupados sean tus días de ayuno

La mejor manera de ayunar es olvidar que estás ayunando. Si tienes un par de días a la semana en los que estás muy ocupado, conviértelos en tus días de ayuno. Tal vez tu horario de trabajo requiera que trabajes más o más duro en ciertos días. Si los convierte en tus días de ayuno será más probable que ni siquiera sepas que estás ayunando además de que las horas pasaran más rápido porque estás muy ocupado.

Mientras mantengas tu mente ocupada en algo más que comida estarás bien. Si no trabajas, organiza tus días de ayuno para incluir varias actividades. Haz un día de compras, día de limpieza, arregla cosas de la casa o haz mandados. Lo que sea funcionará mientras te mantengas ocupado.

## Consejo 8 –Haz que tu cena en el día de

**ayuno sea tu objetivo**

Si sigues un horario para comer en el día de ayuno como el Dr. Mosley, desayunarás en la mañana y cenarás aproximadamente 12 horas después de eso. Así que, si la cena es tu segunda comida del día, ¿por qué no convertirla en tu objetivo?

Lo grandioso acerca del ayuno modificado es que, de hecho, puedes comer en un día de ayuno. Si han pasado 5 horas desde que desayunaste y comienzas a sentirte hambriento, no te enfoques en el hambre. En lugar de eso, mira el lado positivo. ¡Has ayunado exitosamente por 5 horas! ¡Empieza a beber más agua y enfócate en llegar a las 6 horas, luego 7, 8, hasta que tu objetivo final sea la cena! Pensar en que tan orgulloso estás de ti mismo te ayudará a completar tu objetivo. Haz de ese sentimiento tu motivación.

Si alguna vez has salido a correr, entenderás bien este principio. Sí, tus músculos podrían estar ardiendo y gritándote que te detengas, pero estás decidido a llegar al próximo poste de luz. Luego, cuando llegues, tendrás como objetivo el siguiente poste y así sucesivamente, con el objetivo final de completar tu carrera sin detenerte.

**Consejo 9 – Consigue un amigo para hacer la dieta 5:2**

Si eres capaz de compartir tu travesía en la dieta 5:2 con alguien más, lo disfrutarás más y te ayudará a mantenerte motivado en el camino. Solo con saber que tu amigo está ayunando al mismo tiempo que tú puede ayudarte a facilitar el martirio de hacerlo solo. Además, serán capaces de apoyarse entre ustedes y mantenerse en el camino de sus días de ayuno.

Platicar de sus experiencias, compartir recetas o hablar sobre ideas de comidas para sus días de ayuno puede ayudar a mantenerlos firmes. Hay algo poderoso acerca de dos personas con metas en común que trabajan juntas para lograrlas.

Si no puedes encontrar un amigo para hacer la dieta 5:2, usa tu cuaderno y registra todo tanto como puedas sobre lo que comes, tu peso, como te sientes en tus días de ayuno, etc.

**Consejo 10 –Sé un comedor consciente**

En los días de ayuno sé consciente de los alimentos que estás comiendo. Disfruta el sabor y disfruta cada mordida. Agradece por los alimentos que tienes permitido comer esa día y cuando termines de comer, acepta conscientemente tu ayuno como una gran oportunidad de mejorar tu salud.

Si ves el ayuno de la manera correcta, con un espíritu consciente no será una carga para ti. Incluso puedes usar tus días de ayuno como una oportunidad para practicar mindfulness.

Para muchos, ayunar es un acto de fe. Los católicos ayunan durante la Cuaresma, los judíos en el Yom Kipur, los cristianos ortodoxos griegos ayunan durante 180 días al año, los musulmanes ayunan durante el Ramadán y los budistas ayunan en la luna llena y la luna nueva de cada mes lunar. El ayuno como acto de fe implica el sacrificio, pero se hace con el espíritu correcto.

Si estás interesado en aprender más sobre el mindfulness, te recomendaría ampliamente el libro best-seller de Yesenia Chavan, Mindfulness para principiantes en

Amazon. Te dirá exactamente como practicar mindfulness.

**Consejo 11 – Disfruta tus días de alimentación**

Usa tus días de alimentación como motivación para tus días de ayuno. Solo porque tengas que restringir tus calorías hoy, no significa que tengas que hacerlo mañana.

Disfruta tus días de alimentación. Como lo que quieras. Ama cada bocado de los alimentos que vayas a comer. Usa tus días de alimentación como recompensa por tus días de ayuno. No te dejes sentir culpable por lo que comes. ¡Solo disfrútalo!

## Capítulo 7 -¿Qué esperar de la dieta 5:2?

Para tener éxito en un plan de dieta es importante saber lo que podrías experimentar durante el proceso. Si sabes que esperar, es más probable que permanezcas apegado cuando las cosas se pongan duras porque sabrás que todo eso es normal.

**Puedes esperar perder una libra a la semana**

Normalmente puedes esperar perder una libra a la semana en la dieta 5:2. Al principio será parte grasa y parte agua. El promedio de pérdida de peso será de una libra a la semana, a veces solo unas onzas y otras veces un poco más de una libra.

**Puedes esperar que tu cuerpo comience a cambiar**

Con unas semanas dentro de la dieta 5:2 tu IMC bajará y comenzarás a desarrollar masa muscular magra. La glucosa en tu sangre, IGF-1 y colesterol deberían mejorar sus niveles en un par de semanas.

**Tus preferencias alimenticias cambiarán**

Aunque tienes permitido comer lo que quieras por cinco días a la semana, hay algo que le ocurre a la mayoría de los que practican el ayuno intermitente… sus preferencia alimenticias cambian. Comienzan a preferir vegetales y frutas en lugar de una rebanada de pastel. Eligen cortes de carne magra y cambian las bebidas con alto contenido de azúcar por agua.

**Tus porciones se harán más pequeñas**

El ayuno intermitente te entrena de forma inadvertida a reconocer los tamaños de porciones que son demasiado grandes. Los porciones que solías comer antes de la dieta 5:2 de repente te parecerán enormes. Tus días de ayuno te habrán enseñado a restringir tu alimentación y eso es lo que te permite ver las cosas de otra forma cuando se trata de tamaño de porciones.

**Le tomará algo de tiempo a tu cuerpo adaptarse al ayuno**

Si nunca has ayunado, te tomará algo de tiempo adaptarte. La gente que practica el ayuno intermitente a menudo dice que se vuelve más sencillo entre más lo hagas.

Si nunca habías contado calorías, puede

volverse un reto al principio. Usar recetas 5:2 bajas en calorías para planear tus comidas en los días de ayuno será tu mejor herramienta cuando comiences, ya que las calorías de cada receta ya se han calculado.

**Aprenderás a lidiar con el hambre**

Cuando sientas hambre en días de ayuno, intenta recordar que tu cuerpo está diseñado para soportar un estado de hambruna. Es un tipo de estrés bueno para tu cuerpo.

Los ataques de hambre pueden ser agresivos y persistentes, pero se detendrán poco a poco. Cuando ayunas de forma intermitente, las hormonas del hambre, conocidas comoniveles ghrelina, comienzan a normalizarse, reduciendo la sensación de hambre. Esto promueve las hormonas del crecimiento humano o HGH. Las HGH es el proceso que detiene el envejecimiento y tiene un papel importante en la salud y el fitness. Promueve el desarrollo muscular mientras acelera tu metabolismo, lo que causa pérdida de peso.

Al principio puede ser difícil olvidar tu hambre, pero entre más ayunes, será más fácil de olvidar.

**Aprenderás a no confundir el hambre con otras emociones**

No siempre comemos porque estamos hambrientos. Comemos cuando estamos aburridos, cuando estamos postergando algo, cuando tenemos miedo, necesitamos confort, cuando vemos una película o disfrutamos la compañía de otros.

Si experimentas una gran urgencia por comer que no está relacionada con el hambre, trata de salir a caminar o correr, toma un baño, bebe té o café, lee o involúcrate en cualquier otra actividad que haga olvidarte de tu aburrimiento o cualquier otra sensación.

**Aprenderás como tomar el control de tu cuerpo**

Ayunar se trata de autocontrol. Si siempre has dejado que tu cuerpo obtenga todo lo que quiere entonces se comportará como un niño mimado cuando no le des lo que desea. Necesitas tomar el control. ¿Realmente quieres que tu cuerpo sea el que mande o quieres tomar todo el control?

Con algo de disciplina y autocontrol serás capaz de entrenar tu cuerpo para hacer lo que tú quieras que haga. Aprenderá tus reglas. Solo dale algo de tiempo.

**Aprenderás el poder de tener un objetivo**

¿Cuál es el peso que deseas tener?

¿Cuándo quieres alcanzar tu peso ideal?

¿Por qué quieres perder peso?

¿Cómo te sentirás cuando logres tu peso objetivo?

¿Cuáles son tus objetivos para la salud?

¿Por qué necesitas mejorar tu salud?

¿Cómo te ayudará esta dieta a alcanzar tus objetivos de salud?

Estas son algunas preguntas que necesitas contestar antes de comenzar la dieta 5:2 ya que serán tu empuje definitivo a lo largo de esta dieta. Cuando sepas lo que quieres y lo quieras lo suficiente entonces tendrás la voluntad de hacer lo que sea para conseguirlo.

**Aprenderás a evitar provocaciones**

Evita reuniones sociales los días de ayuno. Por lo general sirven comida, así que, si no quieres caer en la tentación, mantente alejado.

Si sueles quedarte despierto hasta tarde y comer un refrigerio entonces considera irte a la cama temprano los días de ayuno.

Si otras personas en tu casa no están haciendo la dieta, ve a caminar, a correr o a hacer algo de trabajo de oficina mientras ellos cocinan o comen. De esta manera no te permitirás caer en la tentación por el olor o por ver la comida.

Usa el sentido común cuando se trata de evitar provocaciones. No te pongas a propósito en un lugar donde serás tentado a romper tu ayuno.

## Capítulo 8 – La Dieta 5:2 y el entrenamiento de alta intensidad

*"Creo que hemos obtenido suficiente información para ser capaces de recomendar breves periodos de ejercicios de alta intensidad como una alternativa segura al entrenamiento convencional, quitando la 'barrera de tiempo' como excusa para no ejercitarnos".*

*Dr. Michael Mosley*

El ejercicio maximizará los esfuerzos de la dieta 5:2. Cuando elijas que tipo de ejercicio puedes hacer durante la dieta 5:2 considera cuales son los que más disfrutas y cuánto tiempo tienes para hacerlo.

La Dr. Krista Varady probó la efectividad de los días de dieta alternados y el ejercicio en cuatro grupos de personas para ver si el ejercicio haría que la gente perdiera más peso mientras ayunaban. Su estudió reveló que combinar el ejercicio con ayuno, hizo que los participantes perdieran más peso que solo ayunando.

Sin embargo, el problema con el ejercicio es la cantidad de tiempo que toma. Es un lastre gigante para muchas personas porque sus horarios no les permiten ejercitarse tanto como quisieran. Si tienes tiempo para hacer ejercicio, hazlo por todos los medios, pero si tu tiempo es limitado tal vez querrías considerar el entrenamiento de alta intensidad, (HIT, por sus siglas en inglés).

**¿Por qué es tan especial el entrenamiento de alta intensidad?**

El Dr. Mosley, en un esfuerzo por encontrar una manera de hacer ejercicio que complementara bien en su estilo de vida (en cuanto al tiempo) y le diera todos los beneficios de un entrenamiento largo, descubrió el HIT.

Le presentaron a Jamie Timmons, profesor de Medicina de Precisión en la Universidad Kings en Londres quien ha pasado años investigando los beneficios del entrenamiento de alta intensidad. Timmons cree que solo con unos pocos minutos de entrenamiento de alta intensidad a la semana podrían mejorar su condición aeróbica y metabólica.

El Dr. Mosley quería probar el HIT él mismo para ver qué tan efectivo era, así que se tomó algunos estudios de sangre y luego comenzó con el programa de HIT que le recomendó Timmons.

Mosley empezaría usando una bicicleta fija lentamente por dos minutos, entonces incrementaría su resistencia tanto como pudiera y comenzaría a pedalear al máximo de su esfuerzo por veinte segundos para finalmente bajar la velocidad una vez más por dos minutos.

Después de dos minutos de pedalear a baja intensidad debía retomar la velocidad una vez más al 100% de su capacidad y luego bajarla nuevamente por dos minutos. Tenía que repetir este proceso una vez más para un total de un minuto de entrenamiento de alta intensidad (3 x 20 segundos).

Timmons le dijo a Mosley que hiciera el mismo ejercicio tres veces a la semana (para un total de alrededor de 10 minutos de entrenamiento de alta intensidad a la semana) y repetirlo por cuatro semanas.

Después de cuatro semanas, el HIT había tenido un efecto positivo en la sensibilidad de Mosley a la insulina.

Otros que habían hecho el mismo tipo de entrenamiento con la dieta 5:2 han reportado una pérdida de peso significativa, una mejora en sus niveles de colesterol, niveles más bajos de IGF-1 y mejorado sus niveles de insulina en ayuno. Hoy en día, Mosley combina HIT tres veces a la semana con ejercicios de fuerza y flexibilidad. Su libro Ejercicio Rápido explica la efectividad del HIT a detalle.

## Capítulo 9 -¿Cómo mantener tu peso ideal?

El Dr. Mosley perdió originalmente 20 libras de grasa en su primera dieta 5:2 en 2012. No quería seguir perdiendo peso así que se cambió de la dieta 5:2 a una 6:1 para mantener su peso ideal.

La dieta 6:1 significa que continúa reduciendo su ingesta de calorías a un cuarto de su consumo diario (600 calorías) solo un día a la semana en lugar de dos. De esa manera no seguiría perdiendo peso y se mantendría en su peso ideal.

Combinó esto con el HIT y entrenamiento de pesas y ha sido capaz de mantener su peso ideal hasta hoy.

Cuando alcances tu peso ideal puedes hacer lo mismo que el Dr. Mosley y cambiar a una dieta 6:1 combinada con ejercicio. Esto debería permitirte mantener tu peso ideal.

# Capítulo 10 –Recetas de 30 MINUTOS para los días de ayuno con menos de 500 calorías

*Recetas de 30 minutos para desayunar en los días de ayuno*

*"La función del ayuno esproporcionar al cuerpo el ambiente ideal para completar su proceso de sanación"*

*Joel Fuhrman, M.D.*

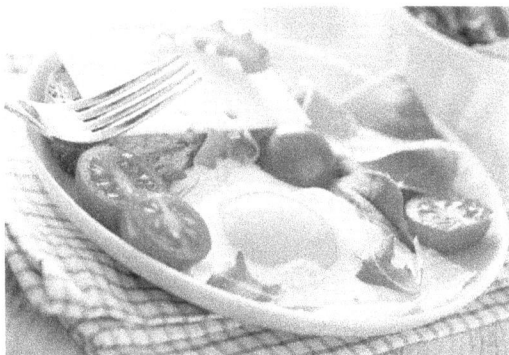

## Tomate y Calabacín horneado con Huevos y albahaca.

196 calorías por porción

*Porciones 2*

**Ingredientes**

Huevos...2

Calabacín...2 grandes, picado en trozos

Tomate Cherry...200 gramos, cortados a la mitad

Ajo...2 dientes, machacados

Aceite de oliva...1 cucharada

Albahaca fresca...1/2 taza picada, para acompañar

Sal y pimienta

**Instrucciones**

Calienta el aceite de oliva en un sartén antiadherente y agrega el calabacín. Fríe por alrededor de 5 minutos hasta que el calabacín este suave. Agrega los tomates, ajo, sal, pimienta y mézclalos. Cocina por unos minutos.

Haz dos bolsas en la mezcla y rompe los huevos dentro ellas. Cubre el sartén y cocina hasta que los huevos estén listos, alrededor de 3 minutos.

Cubre con albahaca fresca y sirve.

**Información Nutrimental**

Calorías...196

Carbohidratos...7 gramos

Proteína... 12 gramos

Grasa...13 gramos

Fibra...3 gramos

Azúcar...6 gramos

Sal...0.25 gramos

### Hongo Portobello y Nido de Espinacas con Huevo

127 calorías por porción

*Porciones 4*

**Ingredientes**

Hongo Portobello...4 grandes

Hojas de espinaca...200 gramos

Tomates...8 cortados a la mitad

Huevos...4

Ajo...3 dientes, picados

Aceite de oliva...2 cucharadas

Sal y pimienta

**Instrucciones**

Precalienta el horno a 200 grados

Coloca los hongos y tomatesen cuatro platos aptos para el horno. Divide los ajos y el condimento paralos platos, entonces rocía con el aceite de oliva y sazonar con sal y pimienta. Hornea por 10 minutos.

Coloca la espinaca en un colador y vierte agua caliente encima para sofreír las hojas. Exprime el exceso de agua y agrega la espinaca a cada uno de los cuatro platos.

Has un nido en la mezcla de cada plato y rompe los huevos dentro de ellos. Mételo al horno nuevamente y cocínalo por 8 minutos. Sirve.

**Información Nutrimental**

Calorías...127

Carbohidratos...5 gramos

Proteína... 9 gramos

Grasa...8 gramos

Fibra...3 gramos

Azúcar...5 gramos

Sal...0.4 gramos

### *Crema de plátano y fresa con canela*

266 calorías por porción

*Porciones 4*

**Ingredientes**

Gachas de avena...100 gramos

Leche descremada...450 ml

Plátanos...3 rebanados

Fresas...400 gramos

Yogur natural sin grasa...150 gramos

Canela...1 cucharada, además de algo extra para acompañar

Azúcar... 4 cucharadas

**Instrucciones**

En una olla mediana mezcla la canela, las gachas de avena, la leche descremada y la mitad de los plátanos. Mezcla y ponlo a hervir. Cocina a fuego lento por 5minutos mezclando constantemente.

Divide la mezcla en cuatro tazones y encima coloca las fresas, el resto de los plátanos, el yogur y la canela. Sirve.

**Información Nutrimental**

Calorías...266

Carbohidratos...53 gramos

Proteína... 12 gramos

Grasa...2 gramos
Fibra...5 gramos
Azúcar...34 gramos
Sal...0.24 gramos

### Pimientos Rojos Asados, Alcachofas y Soufflé de Albahaca

275 calorías por porción

*Porciones 4*

**Ingredientes**

Corazones de alcachofas...3/4 de taza escurridos y picados

Pimientos rojos asados...1 taza, escurridos y picados

Queso parmesano...50 gramos

Albahaca fresca...4 cucharadas, picada

Huevos...5 – con la clara y la yema separadas

Huevos completos...2

Mantequilla...1 cucharada

Aceite de oliva...1 cucharada

Sal y pimienta

**Instrucciones**

Prepara el horno para asar.

Bate las yemas y los dos huevos enteros en un tazón.

Usa una batidora eléctrica para batir las claras en un tazón aparte.

Agrega las claras a las yemas y mézclalas con cuidado. Dobla en la albahaca, el pimiento y alcachofa, la mitad del queso, sal y pimienta.

Calienta la mantequilla y el aceite en un sartén a fuego medio. Agrega la mezcla de huevos y extiéndela de manera uniforme. Cocina hasta que esté ligeramente dorado por debajo.

Espolvorea el queso restante encima y coloca el sartén debajo del asador y cocina por alrededor de dos minutos Corta el omelette en porciones para servir.

**Información Nutrimental**

Calorías...275

Carbohidratos...2 gramos

Proteína... 19 gramos

Grasa...21 gramos

Fibra...1 gramo

Azúcar...1 gramo

Sal...1.01 gramos

### RicottaFrittata de Espinacas y Calabacín

211 calorías por porción

*Porciones 4*

**Ingredientes**

Calabacín...350 gramos, en rebanadas

Hojas de espinaca...bolsa de 200 gramos

Queso Ricotta (requesón)...125 gramos

Huevos...6

Cebolla amarilla...1 rebanada

Hojuelas de chile rojo seco...1 cucharada

Aceite de oliva...1 cucharada

Sal

**Instrucciones**

Calienta el aceite y la cebolla en un gran sartén para freír. Cuando la cebolla esté suave, agrega las hojuelas de chile y el calabacín. Cocínalo por 5 minutos.

Pon la espinaca en un colador y vierte

agua hirviendo para hacerla suave. Escurre el exceso de agua y esparce la espinaca en el sartén. Cúbrelo con queso ricota.

Programa el horno para asar. Bate los huevos y sazonar con sal. Vierte los huevos en el sartén y cocina hasta que los huevos estén parcialmente hechos.

Coloca la mezcla dehuevos en el horno para asar y cocina. Sirve

**Información nutrimental**

Calorías...211

Carbohidratos...6 gramos

Proteína... 15 gramos

Grasa...15 gramos

Fibra...3 gramos

Azúcar...5 gramos

Sal...0.5 gramos

### *Ensalada Mañanera de Toronja y Pistacho*

107 calorías por porción

*Porciones 2*

**Ingredientes**

Toronja rosa...1

Toronja blanca...1

Pistachos...1 cucharada

Néctar de agave...1 cucharada grande

**Instrucciones**

Divide lo gajos de cada toronja. Ponlos en dos tazones y cúbrelos con los pistachos y el néctar de agave.

**Información Nutrimental**

Calorías...107

Carbohidratos...21 gramos

Proteína... 2 gramos

Grasa...1 gramo

Fibra...2 gramos

Azúcar...12 gramos

Sal...0 gramos

### Tomates secos y Omelette de queso Feta

*266 calorías por porción*

*Porciones 1*

**Ingredientes**

Tomates secos…1 frasco, picados

Queso Feta… 25 gramos, desmenuzado

Huevos…2, batidos

Aceite de oliva…1 cucharada

Sal y pimienta

**Instrucciones**

Calienta el aceite de oliva en un sartén. Bate los huevos en un tazón con sal y pimienta y agrega la mezcla al sartén. Mueve todo hasta cubrir la superficie.

Cuando los huevos estén parcialmente hechos, vierte los tomates y la feta en una mitad del omelette. Dóblalo. Cocina por otro minuto y sirve.

**Información Nutrimental**

Calorías…266

Carbohidratos…5 gramos

Proteína… 18 gramos

Grasa…20 gramos

Fibra…1 gramos

Azúcar…4 gramos

Sal...1.8 gramos

*Recetas de 30 minutos para la cena en días de ayuno*

*"Ayuno para mejorar mi eficiencia física y mental"*

*Platón*

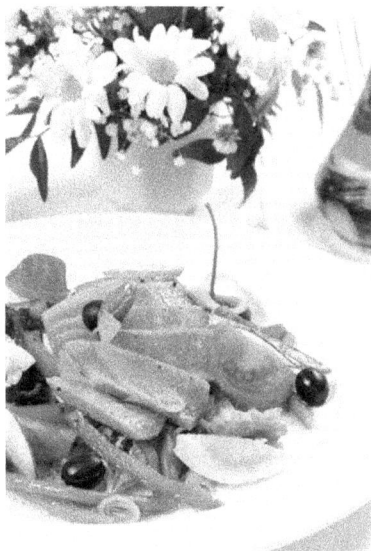

### Cangrejo y aguacate salado

429 calorías por porción

*Porciones 4*

**Ingredientes**

Carne de cangrejo...450 gramos (mezcle carne oscura y carne blanca)

Tomates cherry...12

Aguacate...1 cortado a lo largo

Nata...150ml

Hojas de rúcula...110 gramos, lavadas

Jugo de 1 limón

Aceite de oliva...3 cucharadas

Sal

**Instrucciones**

Mezcla la carne de cangrejo, nata, sal y el jugo de medio limón hasta que se haga una pasta. Ponlo a un lado

Combina la rúcula, aguacate y tomates en un tazón grande. Vierte el jugo de la otra mitad de limón sobre la ensalada junto con el aceite de oliva.

Emplata la ensalada y coloca encima la mezcla de la carne de cangrejo. Sirve.

**Información Nutrimental**

Calorías...419

Carbohidratos...48 gramos
Proteína... 25 gramos
Grasa...34 gramos
Fibra...3 gramos
Azúcar...2 gramos
Sal...1.24 gramos

# Salmón asiático y Broccoli al horno

*310 calorías por porción*

*Porciones 4*

**Ingredientes**

Filetes de Salmón…4 con piel

Broccoli…1 cabeza, solo los floretes

Cebollín…1 puñado pequeño

Salsa de soya baja en sodio…2cucharadas

Jugo de ½ limón…parte la otra mitad en dos para acompañar

**Instrucciones**

Precalienta el horno a 200 grados. Coloca el salmón en una fuente de horno. Deja espacio entre cada filete.

Acomoda el brócolien la fuente del horno a lo largo del salmón. Esparce el jugo de limón sobre el salmón y el brócoli y agrega los cuartos de limón a la fuente del horno.

Cúbrelos con la mitad de los cebollines y ponle unas gotas de aceite deoliva. Cocínalo en el horno por 15 minutos.

Sácalo del horno y rocíalo con la salsa de soya entonces regrésalo al horno por otros 4 minutos. Agrega los cebollines restantes. Sirve.

**Información Nutrimental**

Calorías...310
Carbohidratos...3 gramos
Proteína... 35 gramos
Grasa...17 gramos
Fibra...4 gramos
Azúcar...3 gramos
Sal...1.6 gramos

Crema de hierbas frescas y pollo
298 calorías por porción
*Porciones 5*

**Ingredientes**

Muslos de pollo sin piel ni hueso...750 gramos, cortados en pedazos grandes

Nata...175 gramos, semigraso

Vinagre de sidra de manzana...400 ml

Perejil fresco...1/3 de taza, picado

Tomillo fresco...1 cucharada, hojas picadas

Mostaza integral...2 cucharadas

Cebollas amarillas...2 rodajas

Ajo...3 dientes

Aceite de oliva...1 cucharada

Brócoli al vapor para acompañar

Sal y pimienta

**Instrucciones**

Calienta el aceite en un sartén (que tenga tapa). Cocina el pollo por 3 minutos de cada lado hasta que esté dorado. Quítalo del sartén con un cuchara ranurada y agrega las cebollas y el ajo. Cocina por 3 minutos. Agrega el vinagre y dejar hervir. Regresa el pollo al sartén. Tápalo y hiérvelo a fuego lento por 10 minutos.

Retira la tapa y agrega la mostaza, la crema

fresca y las hierbas. Hiérvelo a fuego lento y sazónalo con sal y pimienta. Sirve con brócoli al vapor.

**Información Nutrimental**

Calorías…298

Carbohidratos…8 gramos

Proteína… 34 gramos

Grasa…12 gramos

Fibra…2 gramos

Azúcar…6 gramos

Sal…0.6 gramos

### *Filete Dulce con Salsa de Barbacoa*

358 calorías por porción

*Porciones 4*

**Ingredientes**

Filetes de cordero o ternera...4

Cebolla blanca...1 picada

Salsa Worcesteshire...3 cucharadas

Vinagre de vino tinto...2 cucharadas

Azúcar morena...2 cucharadas

Cátsup...150 ml

Aceite de girasol...6 cucharadas

Sal y pimienta

**Instrucciones**

Calienta un sartén con aceite a fuego medio. Cepilla los filetes con 3 cucharadas de aceita y sazona con sal y pimienta por ambos lados. Colócalos en un sartén y cocina hasta que estén tiernos. Para hacer la salsa, calienta el aceite restante en un sartén y agrega la cebolla. Cocina hasta que esté suave. Agrega todos los ingredientes restantes y cocina a fuego lento por 5 minutos. Emplata los filetes y sírvelos con salsa rociada por encima.

**Información Nutrimental**

Calorías...358
Carbohidratos...23 gramos
Proteína... 38 gramos
Grasa...14 gramos
Fibra...1 gramo
Azúcar...21 gramos
Sal...2.13 gramos

## Fajitas de Langostinos con Salsa de Aguacate Cremosa

320 calorías por porción

*Porciones 2*

**Ingredientes**

Langostinos grandes crudos...225 gramos

Crema agría...1 cucharada colmada

Aguacate...1 bien picado

Pimiento rojo...1sin semillas y rebanado

Cilantro...1 manojo pequeño picado

Ajo...6 dientes, machacados

Chile rojo...1 sin semillas y picado

Jugo de 2 limas

Lima...1 en gajos para servir

Tortillas de trigo entero...4

Aceite de oliva...1 cucharada

Un gran puñado de hojas de ensalada para servir

Sal...al gusto

**Instrucciones**

Mezcla la mitad del ajo, la mitad del jugo delima, medio chile, mitad del cilantro y sal en un tazón. Agrega los langostinos y mezcla.

Coloca el aguacate, sal, el chile, ajo, jugo de lima restantes y la crema agría juntos en un procesador de comida. Agrega el cilantro restante.

Calienta el aceite en un sartén y cocina el pimiento rojo hasta que este tierno. Añade los langostinos y fríe durante 1 minuto de cada lado.

Divide la mezcla de langostinos y pimientos rojos entre las cuatro tortillas.Enrolla las tortillas con la mezcla y sirve con las hojas de ensalada y la crema de aguacate.

Incluye gajos de la lima al lado.

**Información Nutrimental**

Calorías...320

Carbohidratos...8 gramos

Proteína... 23 gramos

Grasa...22 gramos

Fibra...5 gramos

Azúcar...6 gramos

Sal...0.6 gramos

### Curry de Piña con Albóndigas de Pavo

258 calorías por porción

*Porciones 4*

**Ingredientes**

Carne molida de pavo...1 libra

Trozos de piña en jugo...432 gramos escurridos, guardar el jugo

Pasta de Korma (curry suave) ...4 cucharadas

Leche de coco baja en grasa...400 ml

Cilantro...1 manojo pequeño, picado

Almendras...6 cucharadas trituradas

Cebolla amarilla 1, picada

Jengibre fresco...2 pulgadas, rallado

Ajo...2 dientes

Aceite vegetal...1 cucharada

Arroz Basmati...para acompañar

Sal y pimienta

**Instrucciones**

Colar las piñas y guardar el jugo. Del jugo guardado, mantener 2 cucharadas por separado.

Sazona el pavo molido con sal y pimienta y dale forma de mini albóndigas.

Calienta el aceite en un sartén y añade las albóndigas. Cocina hasta que se doren.

En un procesador de alimentos, mezcla el ajo, el jengibre, la cebolla, el cilantro y el jugo de piña.

Mueve las albóndigas a un lado del sartén y agrega la mezcla de ajo. Cocina hasta que estén suaves. Agrega la pasta de Korma y mezcla con las albóndigas.Agrega las almendras molidas, los trozos de piña, la leche de coco, 2 cucharadas de jugo de piña que guardaste, sal y pimienta. Cocina fuego lento sin tapar durante 10 minutos hasta que se espese un poco.

Sirve.

**Información Nutrimental**

Calorías...258

Carbohidratos...7 gramos

Proteína... 35 gramos

Grasa...11 gramos

Fibra...2 gramos

Azúcar...5 gramos

Sal...0.88 gramos

### Filete con Salsa de Hierbas Picantes

303 calorías por porción

*Porciones 2*

**Ingredientes**

Filetes de solomillo…2, 125 gramos cada uno

Perejil fresco…1 manojo pequeño, picado

Chalote…1 picado

Ajo…2 dientes

Jugo de ½ limón

Vinagre de vino tinto…2 cucharadas

Orégano…1/2 cucharadita seco

Hojuelas de chile…1/2 cucharadita

Aceite de oliva…3 cucharadas

Papas fritas y ensalada para acompañar

Sal y pimienta

**Instrucciones**

Mezcla el orégano, el ajo, las hojuelas de chile, el chalote, el perejil, el jugo de limón, el vinagre de vino tinto y el aceite de oliva en un procesador de alimentos.

Vierte el aceite restante en los filetes y sazona con sal y pimienta. Calentar un sartén y cocinar los filetes durante 2 minutos por lado. Retirar del sartén y dejar reposar los filetes.

Cubre los filetes con la mezcla de orégano, ajo. Servir.

**Información Nutrimental**

Calorías...303

Carbohidratos...1 gramo

Proteína... 30 gramos

Grasa...20 gramos

Fibra...1 gramo

Azúcar...1 gramo

Sal...0.3 gramos

## Filetes de Puerco y Frutas

304 calorías por porción

*Porciones 4*

**Ingredientes**

Filetes de lomo de cerdo deshuesados... 4 sin grasa

Caldo de pollo... 200 ml

Polvo chino de cinco especias... 2 cucharaditas

Manzanas rojas... 4 sin corazón y en cubitos.

Gelatina De Grosella Roja...2 cucharadas

Vinagre de vino tinto... 1 cucharada

Cebolla roja... 1 cortada en gajos.

Aceite de girasol... 4 cucharadas

**Instrucciones**

Sazona los filetes de cerdo con el polvo chino de cinco especias.

Calienta 2 cucharadas de aceite en un sartén. Freír la carne de cerdo durante 3 minutos por lado hasta que se dore. Pásala a un plato.

Calienta el aceite restante junto con los gajos de cebolla durante unos 2 minutos. Agrega las manzanas y cocina por 3 minutos. Añade la gelatina, el vinagre de vino tinto y el caldo de pollo. Deja hervir y cocina a fuego lento sin tapar durante 8 minutos hasta que la salsa esté viscosa. Coloca la carne de cerdo en la salsa glaseando cada parte.

**Información Nutrimental**

Calorías...304

Carbohidratos...25 gramos

Proteína... 33 gramos

Grasa...9 gramos

Fibra...38 gramo

Azúcar...24 gramo

Sal...0.79 gramos

## Conclusión

¡Felicidades por haber terminado el libro! Desde que tomé la decisión de perder peso y ser más saludable, ha sido mi deseo más sincero el compartir lo que he aprendido con otros. Pongo mi corazón en cada libro y hago mi mayor esfuerzo para ayudarte a transformar tu salud y vida para mejor.